知的生きかた文庫

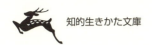

ズボラでもラクラク！
飲んでも食べても中性脂肪
コレステロールがみるみる下がる！

板倉弘重

三笠書房

はじめに◉ズボラにのんびりやっていくほうが、うまくいくことがある

日本人の食生活は、豊かになりました。昔は、貧しい食事を分け合った家庭もありましたが、今は日々の食事に困ることはほとんどありません。贅沢し放題とまではいかなくとも、食べたいだけ食べ、飲みたいだけ飲むことができる。こんな幸せな時代がくるとは、昔の人は想像できなかったことでしょう。

しかし、この幸せの背後に忍び寄る罠が……。それが中性脂肪、コレステロールが増加する「脂質異常症」です。脂質異常症は、高血圧、糖尿病と並ぶ生活習慣病のひとつです。動脈硬化の原因となり、脳梗塞、脳出血、心筋梗塞、心不全など、恐ろしい血管病を引き起こします。

ご存じのように、これらは命にかかわる重篤な病気です。そして、仮に一命を取り留めたとしても、後遺症が残ったり、再発の危険におびえて残りの人生

を過ごすことになります。介護が必要になる生活に陥る一番の原因は血管病なのです。

人間の体は飢餓に備える準備はしていても、過食への備えはまったくできていません。食べ過ぎ続けることにより、健康は徐々に損なわれているのです。

脂質異常症になる原因を、脂質のとり過ぎと考えている人が多いようですが、それは誤りです。

体内に存在するコレステロールのうち、食品に由来するのはたったの約20～30％です。残りの約70～80％は体内で合成されます。**つまり、体内の代謝を正常に保つことが重要なのです。そして健康な代謝を損なう食品は、むしろ炭水化物と糖分です。**

食生活の変化に伴い、現代社会に生きる人の活動量は減りました。買い物はインターネットでできるようになり、食器洗い機が普及し、お掃除ロボットが大ヒットしました。

このような便利過ぎる社会が脂質異常症の背景にあるのは間違いありません。**食べたいだけ食べて、動かない。これが負の方程式です。**

かといって、そもそもコレステロール値が高くなってしまうような人は、もともと生活習慣がズボラであることが多いのです。マイペースで、好きに食べて飲んで、楽しく生きていきたい人に、いくら「運動をしなさい！」「食事制限をしなさい！」といっても、無理な話でしょう。

ならば、ズボラでもできる方法を考案するのが一番手っ取り早いのではないかと思いいたり、本書ができあがりました。

次の「脂質異常症の危険度チェックリスト」で5つ以上チェックのついた方は、すぐにこの本を読み進めたほうがいいでしょう。

◉脂質異常症の危険度チェックリスト

□年齢が40歳以上である。

□豚バラ肉、レバー、たらこ、するめが好き。

- □夕食を夜10時以降に食べることが多い。
- □満腹になるまで食べることが多い。
- □お酒を飲んで酔うことが週に3回以上ある。
- □甘いお菓子などを間食する習慣がある。
- □海藻、こんにゃく、きのこはあまり食べない。
- □清涼飲料水や缶コーヒーをときどき飲む。
- □お腹まわりに脂肪がつき始めた。
- □運動をする習慣がない。
- □エスカレーターやエレベーターがあれば、必ず乗る。
- □仕事や人間関係でストレスを感じることがある。
- □睡眠時間が平均6時間以下である。
- □たばこを吸う。
- □家族や親せきに脂質異常症の人がいる。
- □1㎞以上歩くのはおっくうだと感じる。

□朝食を食べないことが多い。
□血圧が高い、あるいは血糖値が高い。
□住まい、または職場が空気の悪いところにある。
□食事が出ると、まずご飯に箸が行く。
□趣味が少ない。

恐ろしい話ばかりしましたが、実はコレステロール値が高ければ、すぐに体調を崩すわけではありません。むしろ、コレステロール値が低過ぎると免疫力が落ちて感染症になりやすいというデータもあります。

では、なぜコレステロール値を気にしなければいけないのでしょうか？
適切なコレステロール値というものはあるのでしょうか？
善玉コレステロールと悪玉コレステロールは、まったく別のものなのでしょうか？
中性脂肪とコレステロールは、どう違うのでしょうか？

これらの疑問に答えながら、本書では、ズボラでも劇的に数値改善する方法をわかりやすく解説していきます。

知れば、「なるほど、これならやってみよう」「面白そうだ」と試してみたくなること受け合いです。

日本人の寿命は延び続けています。長寿は、とてもいいことです。しかし、いつまでも健康でいないと楽しくありません。

中性脂肪、コレステロールをうまくコントロールして、健康的で見た目にも魅力的な体に生まれ変わりましょう。

板倉弘重

目次

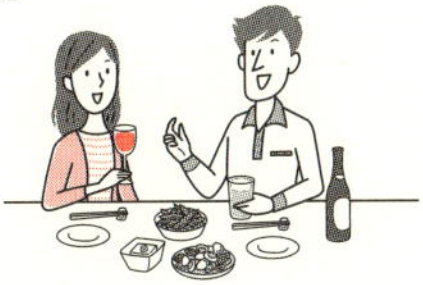

第2章
食べ方の新習慣。この簡単な一手で体はグッと軽くなる

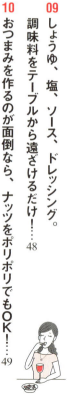

第3章
「脂肪」と「糖」について。これだけ知っておけばOK！

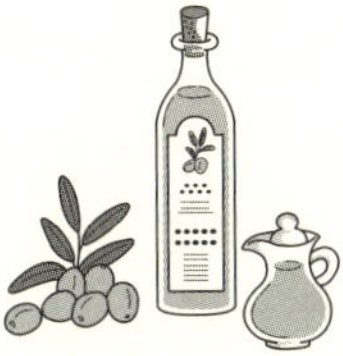

第4章 食べるだけ! 薬よりよく効く「魔法の食材」

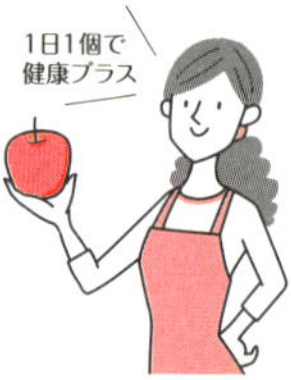

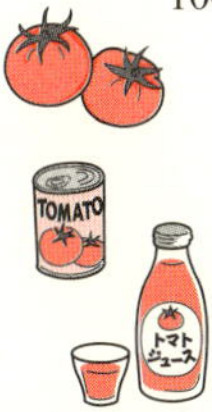
TOMATO
トマト
ジュース

第5章 無理なくできる「運動療法」で体質改善

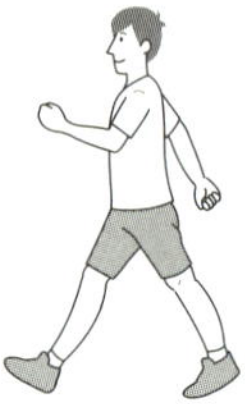

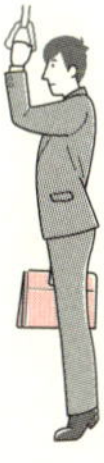

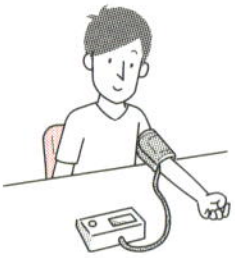

第6章 「コレステロール」と「中性脂肪」の知られざる正体

編集協力／本文デザイン　コパニカス
本文イラスト　BIKKE

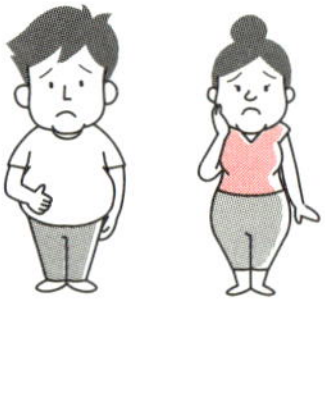

第1章

お酒がコレステロールと中性脂肪を増やすというのは、ウソだった!?

01

リタイア後の健康は、40代、50代で決まる

❗コレステロール値、中性脂肪値はアッサリ下げられる！

日本人の寿命が延び、2016年の厚生労働省の統計では男性80・98歳、女性87・14歳となりました。また、100歳以上の人も2012年に5万人を超えています。これからは、80歳以上まで生きるのは当たり前と考えたほうがいいでしょう。

そのいっぽうで、介護認定を受ける人の数も増えています。2010年度の厚生労働省「介護保険事業状況報告（年報）」によると、**75歳以上の人で要支援または要介護の認定を受けている人は、29・9%に達しています**。平均寿命が延びるに従って、この数字も上昇すると考えられています。

「できれば介護は受けたくない。生涯健康で長生きしたい！」

近年の健康意識の高まりは、このような状況が背景にあるといえます。

リタイア後の健康は、40代、50代の過ごし方で決まるといわれています。働き盛りの頃に不適切な食生活や運動不足、ストレス、喫煙など、いわゆる生活習慣が乱れていると、本人が気づかないうちに健康が阻害され、60代、70代で取り返しのつかない状況になってしまうのです。

逆に、早めに生活習慣を改善すれば、多少、若い頃に無理をしたツケも取り戻すことができます。この本を手にとったのを機会に、自分の生活習慣を見直してみてください。特に異常なコレステロール値、中性脂肪値は、ちょっとした心がけで数値を下げて改善することが可能な危険因子です。まずは2週間、本書のズボラ改善法で食生活改善に取り組んでみましょう。結果が出れば、継続していく意欲もモリモリわくはずです。

コレステロール値、中性脂肪値は健康診断では必ず測定されている項目です。無視しないで、その結果をうまく利用しましょう。

02

コレステロールのストライクゾーンは意外と広い！

Q コレステロールの基準値とは？

コレステロールと中性脂肪の異常値を治す一番のコツは、「無理をしない」ことです。 厳しい食事制限を自分に課したり、絶対に治すんだ！という意気込みが強過ぎて、かえって途中で挫折してしまう人をたくさん見てきました。

コレステロールの値は、放置すれば確実に体が蝕まれていきますが、高血圧や糖尿病に比べると、深刻な病気に直結する緊急度がやや低いといえます。また、少しの努力でコントロールしやすいのも事実です。焦って過激な荒療治に走るのではなく、頑張らなくてもゆったりと続けられる**ズボラ改善法**で「適正なコレステロール値」を目指していくのが効果的なのです。

「適正なコレステロール値」と表現したのには、理由があります。実はコレ

脂質異常症の診断基準

	空腹時血清脂質値※	
高LDL(悪玉)コレステロール血症	LDLコレステロール	140mg/dℓ以上
低HDL(善玉)コレステロール血症	HDLコレステロール	40mg/dℓ未満
高中性脂肪(トリグリセライド)血症	中性脂肪(トリグリセライド)	150mg/dℓ以上

※上記は空腹時に採血した血清1dℓ当たりに含まれる脂質の量。この診断基準は、薬を使う治療の開始基準を示すものではありません。いずれか1つでも該当すると脂質異常症とされます。

参考資料:日本動脈硬化学会『動脈硬化性疾患予防ガイドライン2017年版』

ステロール値は、低ければいいというわけではないからです。

コレステロールは、私たちの生命を維持するのに必須の大切な物質です。

例えば細胞のひとつひとつの膜はコレステロールから作られています。ですから低過ぎると、細胞膜の成分が不足して免疫力が低下します。**その結果、がんや感染症のほか、うつ病などのメンタルの病気にもかかりやすくなってしまうのです。**

日本動脈硬化学会が出している脂質異常症の診断基準によると、悪玉コレステロールと呼ばれるLDLコレステロールの基準値は140mg／dℓ以上となっています。高血圧やメタボなど、ほかの危険因子がなければ、160mg／dℓくらいでもまったく問題はありません。むしろ、風邪を引きにくいなど、体調面でプラス要素も期待できます。

しかし実際には、LDLコレステロールの値が140mg／dℓを超えると「高LDLコレステロール血症」「脂質異常症」と診断されます。主治医と相談し、自分の体調がベストになるコレステロール値を探すことをおすすめします。

病気になりにくい コレステロールの適正値

高血圧やメタボなど動脈硬化の危険因子が
ほかにない場合

LDL（悪玉）コレステロール値	160mg/dℓ以下が望ましい。80mg/dℓ以下は低過ぎる。
HDL（善玉）コレステロール値	50〜100mg/dℓが健康を維持しやすい。100mg/dℓ以上あったとしても一定以上は機能しないことが多い。量だけ増えて機能していないケースもある。
総コレステロール値	180〜240mg/dℓぐらいが健康を維持しやすい。

03

とことんズボラでいくために知っておきたいコレステロールの秘密

Q コレステロール値の異常の原因は？

具体的にコレステロール値の異常を治す方法を紹介する前に、コレステロールに関する基礎知識を確認しておきましょう。

次の10個の問いに○か×で答えてみてください。

問1　「悪玉コレステロールと善玉コレステロールは、コレステロール自体の成分や働きが違う」は○×どっち？

悪玉コレステロールはLDLコレステロール、善玉コレステロールはHDLコレステロールと呼ばれます。悪玉の「L」はLow（低比重）、善玉の「H」はHigh（高比重）の意味です。コレステロールは脂質なので水には溶けません。「アポたんぱく」と結合して「リポたんぱく」となり、血液中を移動します。この運び屋のリポたんぱくにLDL、HDLの2種類があるのです。血液にのって全身に運ばれるコレステロール自体は、成分も機能もまったく同じものです。違いはリポたんぱくにあるのです。

LDLはコレステロールを全身に運びますが、余分なコレステロールを血管の壁の中に置いてくる性質があります。体が必要とするコレステロールはそれほど多くないのです。HDLは置き去りにされたコレステロールを回収して肝臓に運びます。

答×

問2 「コレステロールは少ないほうがいい」は○×どっち?

よくある誤解です。悪玉のLDLコレステロールは少ないほうがいいのですが、善玉のHDLコレステロールは多いほうがいいといえます。25ページの「病気になりにくいコレステロールの適正値」を参考にしてください。

答×

問3　「コレステロールが増えるので、牛乳は飲み過ぎないほうがいい」は○×どっち？

牛乳はコレステロールが多い食品のひとつです。毎日1ℓ以上飲み続けると、コレステロールが多くなり過ぎる危険があります。牛乳は、カルシウムなどを含む優れた食品であることは確かですが、水代わりに飲むようなことはやめましょう。チーズ、バターなどの乳製品も同様です。

答○

問4　「コレステロールが多い人は卵を食べないほうがいい」は○×どっち？

コレステロールの話になると、必ず卵がとりあげられますね。確かに卵はコレステロール含有量が多い食品ですが、重い合併症がない限り、厳しく制限する必要はありません。LDLコレステロールがやや多い人（160㎎／dℓくらいまで）でも、1日1個の卵は問題ありません。

答×

問5　「イカ、タコはコレステロールを増やす」は○×どっち？

イカやタコもコレステロールを多く含む食品ですが、コレステロールの排出を促すタウリンという成分も含んでいます。したがって、相殺されるので、コレステロール値の上昇はそれほどではありません。

答 ×

問6 「コレステロールが少な過ぎるとがんになりやすい」は○×どっち?

がんは、体の一部の細胞にある遺伝子に突然変異が起こり、それが増殖を繰り返す病気です。体にしっかりと抵抗力があれば、異常な細胞の増殖を抑えることができますが、コレステロールが少な過ぎると免疫力が低下します。免疫力が下がっていると異常な細胞が増えてがんが進行してしまいます。

答 ○

問7 「ストレスが原因でコレステロールが増えることがある」は○×どっち?

ストレスが続くと、自律神経のバランスが崩れ、脂質代謝に悪影響を及ぼす複数のホルモンが多量に分泌されます。これらのホルモンは血液中のコレステロールを増やしたり、LDLコレステロールの酸化を促進したりします。せっかく食生活に気を配っても、ストレスが多い生活を続けていたのでは脂質異常になりかねません。

答○

問8 「コレステロールの多くは食品から摂取される」は○×どっち？

体の中では、絶えず古いコレステロールが新しいものと入れ替わっています。健康な生活を送るためには、1日1〜1・5gのコレステロールが必要とされています。そのうち、食品から吸収されるのは20〜30％で、大半は肝臓など体内で合成されます。

答×

問9 「女性は男性よりコレステロールが少ない」は○×どっち？

女性ホルモンのエストロゲンには、血圧、血糖値、コレステロール値を抑える働きがあります。閉経前の女性に生活習慣病が少ないのは、そのためです。しかし、閉経後の女性はコレステロールが男性並みに増えることがわかっています。若いときは低かった人も気をつける必要があります。

答×

04

適量のアルコールは善玉のコレステロール値を上げる

Q お酒を飲むとコレステロールを上げる?

33ページの表をご覧ください。お酒はほとんど栄養分が含まれていないわりにカロリーが高い嗜好品です。ご飯1膳のカロリーが180～250kcal（お茶碗の大きさによる）ですから、日本酒ならコップ1杯を飲むたびに、ご飯を1膳ずつ食べている計算になります。これは想像以上に多いと感じるのではないでしょうか。

中性脂肪やコレステロールは、カロリーの高い食品から作られます。具体的には、脂質、炭水化物、お菓子（ショ糖）、果物（果糖）、そして、お酒です。したがって、残念ながら、お酒はコレステロールや中性脂肪を増やすといわざるを得ません。しかも、肝臓に負担がかかりますので、慢性的な飲み過ぎが続くとアルコール性肝障害、脂肪肝、痛風、さらにはアルコール依存症などのリスクが増えてしまいます。

しかし、がっかりするのは早計です。お酒にはいい面もあるのです。

最近の調査によると、**適量のお酒が上げるコレステロールは、善玉のHDLコレステロールであることがわかりました**。血管壁に入り込んだ脂肪を掃除してくれるHDLコレステロールを増やすとは、頼もしいですよね。

しかもアルコール飲料の中でも赤ワインなどは、血管を拡張する効果があり、血管を若返らせるNO（一酸化窒素）も同時に発生させます。よく健康なご長寿の方がおっしゃる「楽しみは毎日の晩酌です」というのは事実なのです。

九州大学の医学部が福岡県久山町の住民を対象に行っている国内最大級の疫学調査、「久山町研究」でも、**「少量のお酒は脳梗塞の予防につながる」**という中間報告を発表しています。なんとも心強いデータですね。**多くの研究者によって、適量のお酒を飲んでいる人のほうが、飲まない人よりも心臓病で死ぬ割合が低いと報告されています。**

お酒 100mℓ当たりのエネルギー量

種類	アルコール度数	エネルギー(kcal)
日本酒(上撰)	15.4度	109
日本酒(純米酒)	15.4度	103
日本酒(本醸造酒)	15.4度	107
日本酒(吟醸酒)	15.7度	104
ビール(淡色)	4.6度	40
ビール(黒)	5.3度	46
ビール(スタウト)	7.6度	63
発泡酒	5.3度	45
ワイン(白)	11.4度	73
ワイン(赤)	11.6度	73
ワイン(ロゼ)	10.7度	77
紹興酒	17.8度	127
焼酎(甲類)	35.0度	206
焼酎(乙類)	25.0度	146
ウイスキー	40度	237

参考資料:香川芳子監修『五訂増補 食品成分表2010』
女子栄養大学出版部

アルコール度数が高いお酒ほど高カロリーです。日本酒ならコップ1杯、ビールなら350mℓ缶1本、ワインならワイングラス(100mℓ)2.5杯が、ご飯1膳のカロリー量に相当します。

05

やっぱりお酒を嗜むのはOKだった！

Q お酒の1日の適量は？

お酒が健康にいい理由は、まだあります。それは、ストレス解消、リラックス効果です。

29ページの問7でも、ストレスが脂質異常の原因になることを解説しました。風呂上がりにプシュッと缶ビールを開けて、テレビのスポーツ中継やお笑い番組を楽しむ。これぞ、最高のストレス解消ですよね。

もちろん、ここに挙げたお酒の効能は、あくまでも飲み過ぎないことが前提です。適量を守り、なおかつ**週に1度は休肝日を設けることをおすすめします。**

お酒の適量は次ページの表を見てください。ただ、糖分の多いお酒を飲むときは、糖質の多いご飯などの炭水化物は減らすようにしましょう。

お酒の1日の適量

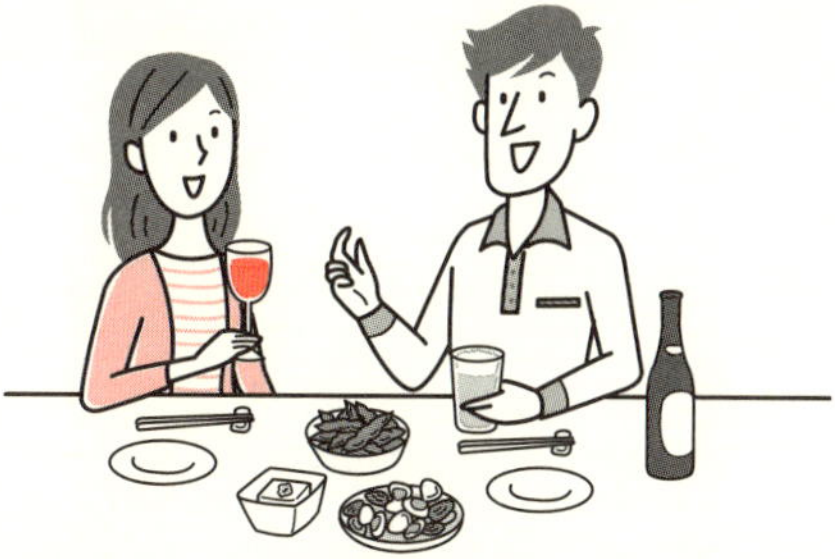

種　類（アルコール度数）	適　量	アルコール量	カロリー
ビール（5%）	中ビン1本（500mℓ以下）	25mℓ	200kcal
日本酒（12〜14%）	1合以下（180mℓ以下）	28mℓ	196kcal
ワイン（11〜14%）	グラス2杯（200mℓ以下）	24mℓ	146kcal
焼酎（20〜25%）	0.6合（108mℓ以下）	100mℓ	140kcal
ウイスキー（40〜43%）	ダブル2杯（50mℓ）以下	20mℓ	71kcal

06

お酒の中で、一番のおすすめは赤ワイン

Q 赤ワインは心臓病になりにくいって本当？

お酒の中でも、赤ワインは特に体にいいといわれます。そのすばらしい効果がわかったのは、フランス人の食生活に関する調査からでした。

フランス料理といえば牛や豚、鶏、羊ばかりでなく、ウサギやハトなど、多様な肉を食材としていることで知られています。案の定、調査を行ったヨーロッパ11カ国の中で、フランスの肉の消費量はトップでした。

これだけ動物性の脂肪をとれば、当然、心臓病が多いと予想されました。コレステロールや中性脂肪は、血管を老化させ動脈硬化の原因となるからです。動脈硬化は、心臓や脳の血管を詰まらせ、命にかかわる病気を引き起こします。

ところが、調査した国の中では、フランスの心臓病での死亡率が一番低かっ

肉をたくさん食べても心臓病が少ないフランス

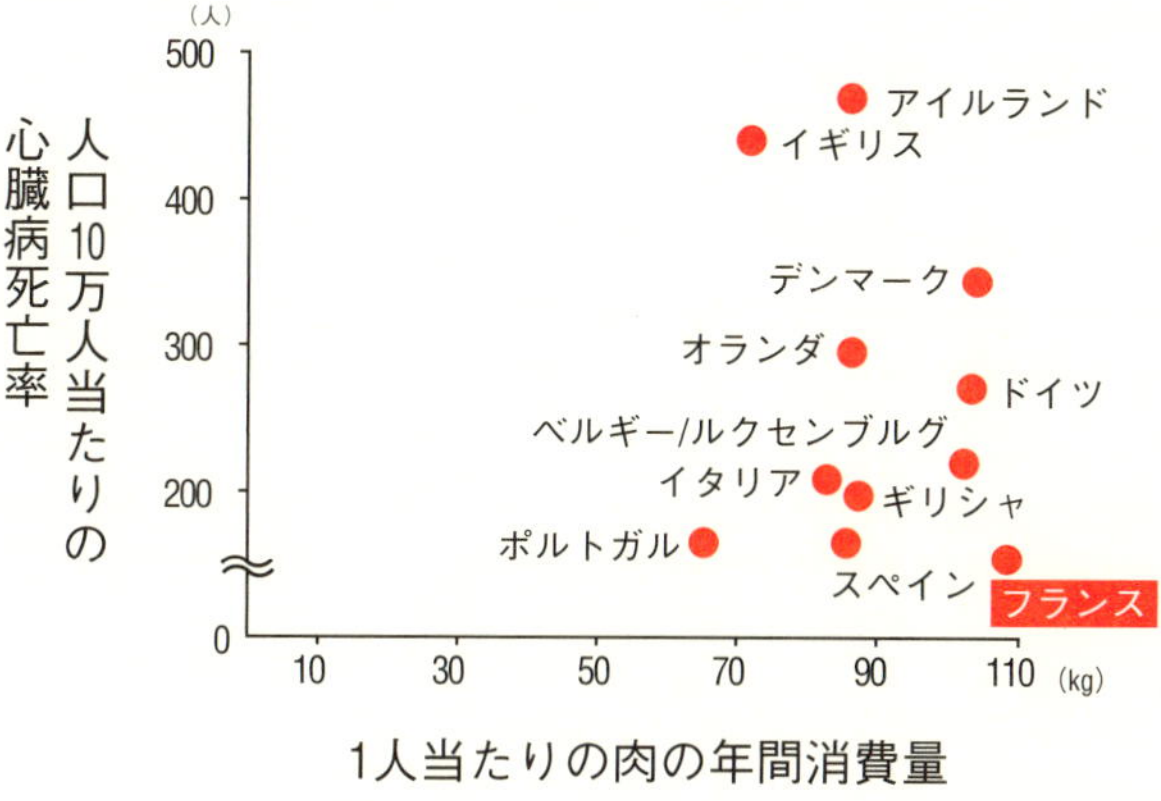

参考資料：「T.LVUlbrichtの報告」Lancet,1991

たのです。

同様に牛乳、生クリーム、チーズなどの乳製品の消費量と心臓病の関係を調べると、これも相関図の中で、フランスは例外的に低い値を示しました。

この不思議な調査結果は、「フレンチ・パラドックス（フランスの逆説）」と呼ばれ、大きな謎となりました。

その謎を解いたのが赤ワインでした。

動脈硬化は、血管壁に入り込んだＬＤＬコレステロールが酸化され、酸化ＬＤＬコレステロールになることで悪化します。赤ワインに含まれるポリフェノールという物質は、活性酸素の働きを抑えることで、ＬＤＬコレステロールの酸化を防いでくれます。

白ワインが製造過程の初期でぶどうの皮を取り除くのに対し、赤ワインは皮ごと醸造します。ぶどうに含まれるポリフェノールは、主に皮の色素成分であるアントシアニンに由来します。したがって、白ワインよりも赤ワインのほうがポリフェノールをたっぷりと含んでいるのです。

乳脂肪をたくさん摂取しても心臓病が少ないフランス

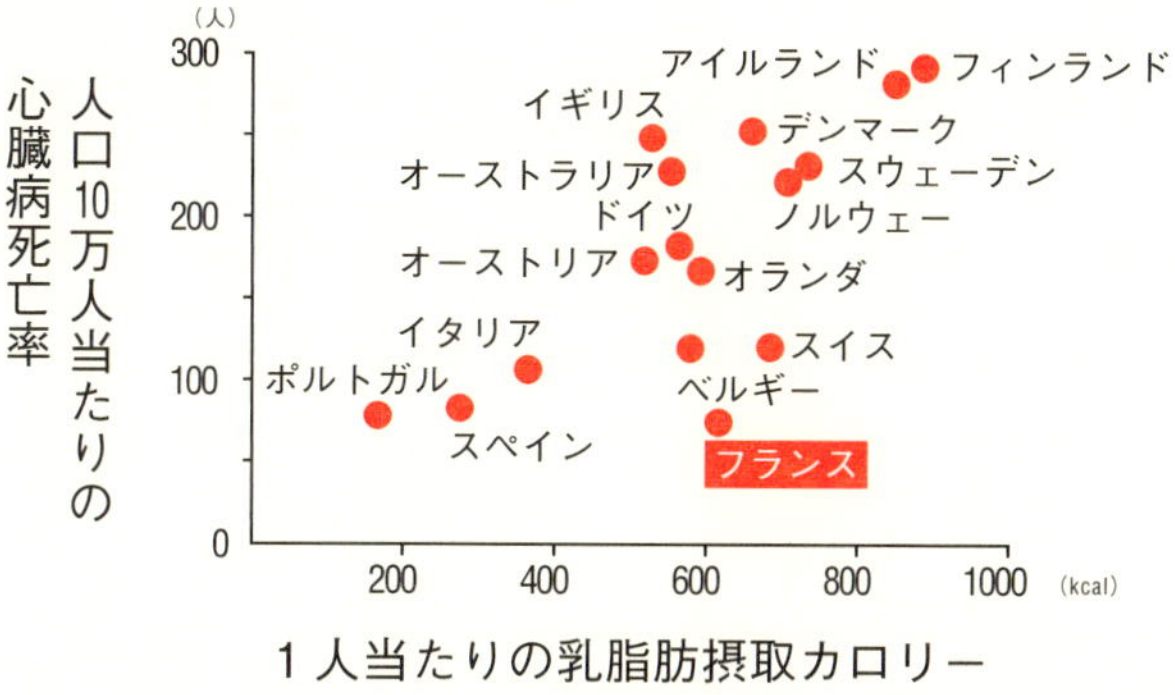

参考資料：「S.Renaudのデータ」Lancet1992:338:1523-26

地中海沿岸の国々は、イギリスやドイツ、北欧諸国に比べ、心臓病死亡率が低い数値を示しています。地中海沿岸諸国が、ほかのヨーロッパ諸国と大きく異なるのは、前者がワイン文化圏で、後者がビールやスピリッツの文化圏であることです。

たっぷりと肉や乳製品をとっているフランス人が、毎日楽しんでいる赤ワインのおかげで心臓病が少ないとは、本当にうらやましいですね。

フランス人のいいところを真似して、**赤ワインを毎日少しずつ飲むようにすれば、血管の健康が守れるはずですね。**特に肉料理を予定しているときは、料理との相性のいい赤ワインを用意すれば満足度も上がります。

ただ、いくら健康にいいといっても、お酒であることには変わりません。グラスに2杯くらいが適量と考えて、余裕をもって楽しみましょう。

なお、ポリフェノールは春菊、れんこんなどの野菜や、バナナ、マンゴーなどの果物、さらには大豆製品などにも多く含まれています。

赤ワインばかりでなく、これらの食品も多くとるといいでしょう。また、緑茶やコーヒーなどもポリフェノールを多く含んでいますので、食後にぜひ、これらの飲料を飲む習慣をつけてください。

ポリフェノールを多く含む食品

野菜

・春菊
・れんこん
・ししとう
・さつまいも
・ブロッコリー
・たまねぎ
・紫いも
・長命草

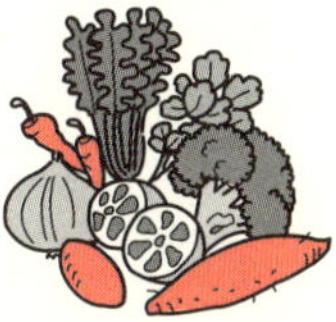

果物

・バナナ
・マンゴー
・ブルーベリー
・ぶどう(皮・種)
・プルーン
・りんご
・いちご
・柿

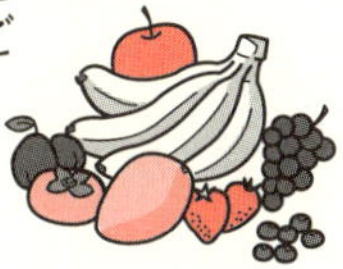

そのほか

・ゴマ(特に黒ゴマ)
・大豆、豆腐、豆乳
・納豆
・しょうが
・ウコン
・カカオ
(チョコレートやココア)

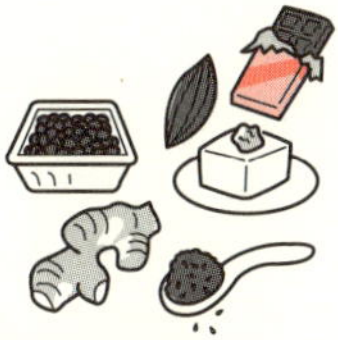

飲料

・赤ワイン
・緑茶
・コーヒー
・ウーロン茶

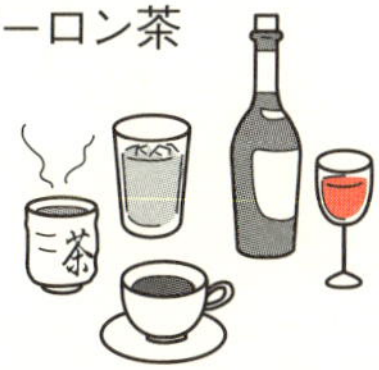

07

お酒は、つまみと一緒にゆっくりと味わえば上出来

Q 体にいいお酒の飲み方は？

お酒を健康的に楽しむために、誰にでもできるコツをご紹介しましょう。

アルコールが腸から吸収されて酔いを感じるまでに、30分ほどかかるといわれています。つまり、酔いを感じないうちにどんどん飲むから、満足感が得られずに飲み過ぎてしまうのです。

そこで覚えてほしいのが、「最初ちびちび」の法則です。酒の肴《さかな》をつまみながら、あるいはテレビを見ながら、ゆっくりと晩酌を楽しんでください。若者のようにグイグイ飲むのはご法度。ましてや一気飲みは論外です。

次におすすめしたいのが、居酒屋のお通し風に、飲む前につまみを用意しておくことです。お酒の悪いところは、カロリーが高い点です。腸からの吸収が

早いと、血中のアルコール濃度が急に上がり、血管や肝臓を傷めます。つまみを先に食べてその栄養分を吸収させることによって、アルコール吸収をスローダウンさせる作戦です。

したがって、**お酒のつまみも腸の吸収をゆっくりにする食物繊維が多い食品がおすすめです。**いんげん豆、おから、ひじきなどが上位に挙がります。そのほかにも、豆類、ごぼうなどの根菜が質のいい食物繊維を多く含んでいます。

これらを酢の物やサラダにして、晩酌の前に食べてください。

ほんのり酔いが回り、空腹感も落ち着いたところで主菜をいただき、最後にご飯を食べます。ご飯もポリフェノールやビタミンなどを多く含む玄米のほうがおすすめです。

肝臓を守るためには、お酒の前や飲みながらでも、ポリフェノールやビタミンのほかに、亜鉛などのミネラルやたんぱく質もとるようにしましょう。

08

酒のつまみは、揚げ物などの高カロリーのものだけは避けよう

Q おつまみはどんなものがいいですか？

お酒には栄養分が含まれない代わりにカロリーは高めです。**そこにさらに高カロリーのおつまみを食べたのでは、お酒のマイナス点を増幅させてしまいます。**おつまみにも気を配ってヘルシーに飲みたいものです。

高カロリーのつまみといえば、油を使った揚げ物や、焼き物のメニューが思い浮かびます。**鶏のから揚げ、串揚げ、揚げ出し豆腐、焼き餃子、ソーセージ、ミートボール、フライドポテトなどです。**

「え？　鶏のから揚げだめなの⁉」と、がっかりした人も多いことでしょう。から揚げに使われる鶏もも肉は胸肉に比べて、脂質を多く含んでいます。しか

おすすめしたいつまみ

- 冷ややっこ
- おひたし
- 酢の物
- 枝豆
- お刺身
- あさりの酒蒸し
- ナッツ類

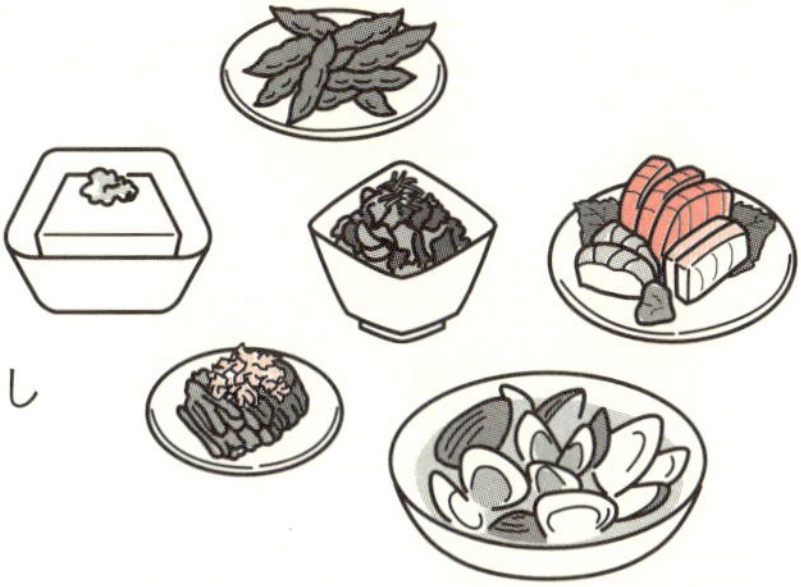

避けたいつまみ

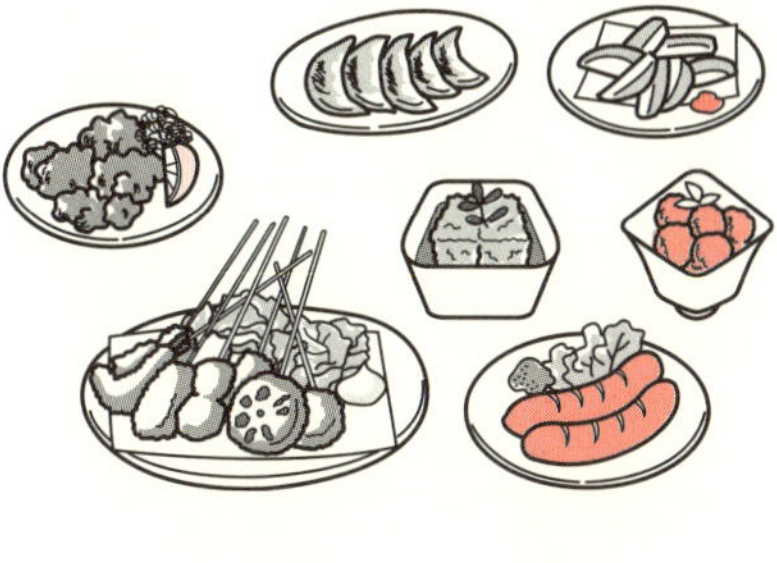

- 鶏のから揚げ
- 串揚げ
- 揚げ出し豆腐
- 焼き餃子
- ソーセージ
- ミートボール
- フライドポテト
- ドレッシングの多いサラダ

も、衣には炭水化物である小麦粉がたっぷり。それを油で揚げるのですから、NGおつまみのトップにランクされて当然です。

しかし、まったく厳禁扱いしてしまうと、精神的なストレスがたまります。一緒にお酒を飲む仲間が注文したときは、ひとつ2つくらい味わう程度にしながらいただきましょう。そのほうが楽しいですよね。

もうひとつ気をつけたいのが、居酒屋のサラダです。店によっては、マヨネーズやドレッシングがドバドバかかっていることがあります。野菜だから、たくさん食べたほうがいいと思いがちですが、油分の多いサラダは逆効果です。食べる前によくチェックしてください。フライドポテトも肥満を助長します。おつまみではありませんが、飲んだ後のラーメンはもちろんNGですよ。

逆に、おすすめしたいおつまみは、冷ややっこ、おひたし、酢の物、枝豆、お刺身、あさりの酒蒸し、ナッツ類などです。しょうゆの量に気をつけていただきましょう。

第4章でコレステロール対策にいい食材を解説します。参考にしてください。

第2章

食べ方の新習慣。この簡単な一手で体はグッと軽くなる

09

しょうゆ、塩、ソース、ドレッシング。調味料をテーブルから遠ざけるだけ！

Q ズボラの性質を存分に活かせる方法とは？

濃い目の味に慣れてしまった人は、ついドバドバと調味料をかけてしまいます。実はこれがカロリーオーバーの元凶です。

塩やしょうゆのカロリーは、油をたっぷり使ったドレッシングほど高くはありませんが、塩分のせいで食欲が進み、つい食べ過ぎてしまうのでおすすめできません。

ですから、食事中は手の届くところに、しょうゆやソース、マヨネーズなどを置かないこと。ドレッシングも使ったらすぐに冷蔵庫にしまうなど、追加しにくい状況をつくればいいのです。ズボラ人間には、これが意外なほど効果的なのです！

10

おつまみを作るのが面倒なら、ナッツをポリポリでもOK!

Q 赤ワインにふさわしいおつまみは?

血管の健康を守る効果がある赤ワイン。それをさらに健康的に楽しむ方法があります。それが、おつまみとして相性抜群のナッツ類を食べることです。

アーモンド、ピーナッツ、栗、クルミなどのナッツ類は、不飽和脂肪酸が豊富で、カリウム、カルシウム、マグネシウムなどのミネラルのほか、ビタミンやポリフェノールもたっぷり含んでいます。これらのミネラルは、体からナトリウム（塩分）を排出する効果があり、血圧を下げるとして注目されています。

さらに、血管内皮機能やインスリン抵抗性を改善する健康効果も確認されているのです。

ナッツ類が注目を浴びるようになったのは、女性7万6000人、男性4万

2000人、合計約12万人を対象にした、アメリカでの30年間に及ぶ大規模な健康追跡調査の結果が発表されてからでした。

この調査によって、ナッツを食べると心血管疾患や糖尿病などの生活習慣病のリスクが低くなるうえ、死亡リスクも減るという関係が明らかになったのです。

そこで提案したいのが、赤ワインのおつまみにこのナッツをマッチングしようという作戦です。赤ワインとナッツは相性もいいうえ、コレステロールや塩分を減らしてくれるのですから、これ以上の組み合わせはありません。

ただし、ひとつ注意があります。

市販のナッツには塩がたっぷりまぶしてあるものがあります。塩味の効いたナッツはおいしくて、後を引いて止まらなくなりますね。食べ過ぎにはもちろん、これは血圧のことを考えると逆効果です。

せっかく健康的にお酒を飲もうというのですから、ナッツ類はなるべく塩分の少ないもの、または無塩の商品を選ぶようにしましょう。最初は物足りなく感じるかもしれませんが、食べているうちにナッツそのものの深い味わいを感じることができるようになりますよ。

さらに健康効果を上げるためには、食事が終わってからゆっくり晩酌をすることです。すきっ腹は吸収が早過ぎて、つい多めに飲みたくなってしまいます。食後であれば、少なめのお酒でも十分に満足感が得られます。

まずは、夕食をすませ、DVDの映画でものんびり鑑賞しながら、「赤ワインをちびちび、ナッツをポリポリ」するのがいいでしょう。

また、**ナッツはサラダや炒め物などの料理にも使うことができます。味や食感の変化が楽しめるうえに高血圧の予防効果が期待できます。**

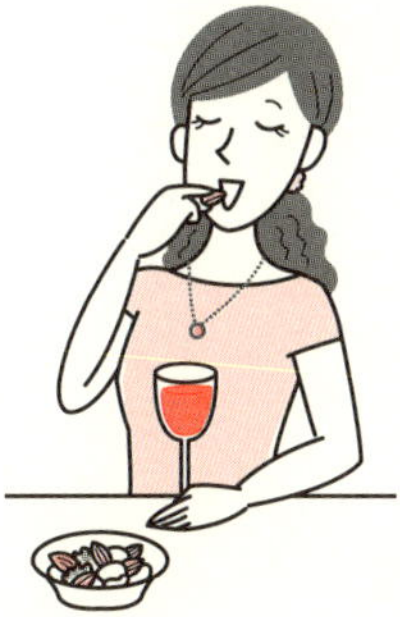

11

脂身や卵を気にするより、全体の食べ過ぎを避けるほうが重要！

Q コレステロールを下げるにはどうしたらいい？

コレステロールを減らすために一番重要なことは何だと思いますか？　こう聞くと、ほとんどの人が、

「そりゃあ、肉の脂身や卵を食べ過ぎないことだろう」と答えます。

しかし実は、食品から摂取されるコレステロールは、わずか20～30％だけ。**70～80％は肝臓など体内で合成されるのです。**ということは、一般にコレステロールが多いといわれている食品を食べないことよりも、体内での合成量を減らすことが重要といえます。

では、どうしたらいいでしょう？

体内で合成されるコレステロールの材料は、炭水化物、脂質、たんぱく質な

どです。肉にも魚にも野菜にも、何にでも含まれている栄養素です。つまり、全体に食べる量が多いと、体内で作られるコレステロールの量も増えるのです。

ですから、カロリーオーバー、食べ過ぎがもっとも禁物なのです。

コレステロールの大半は体内で作られる

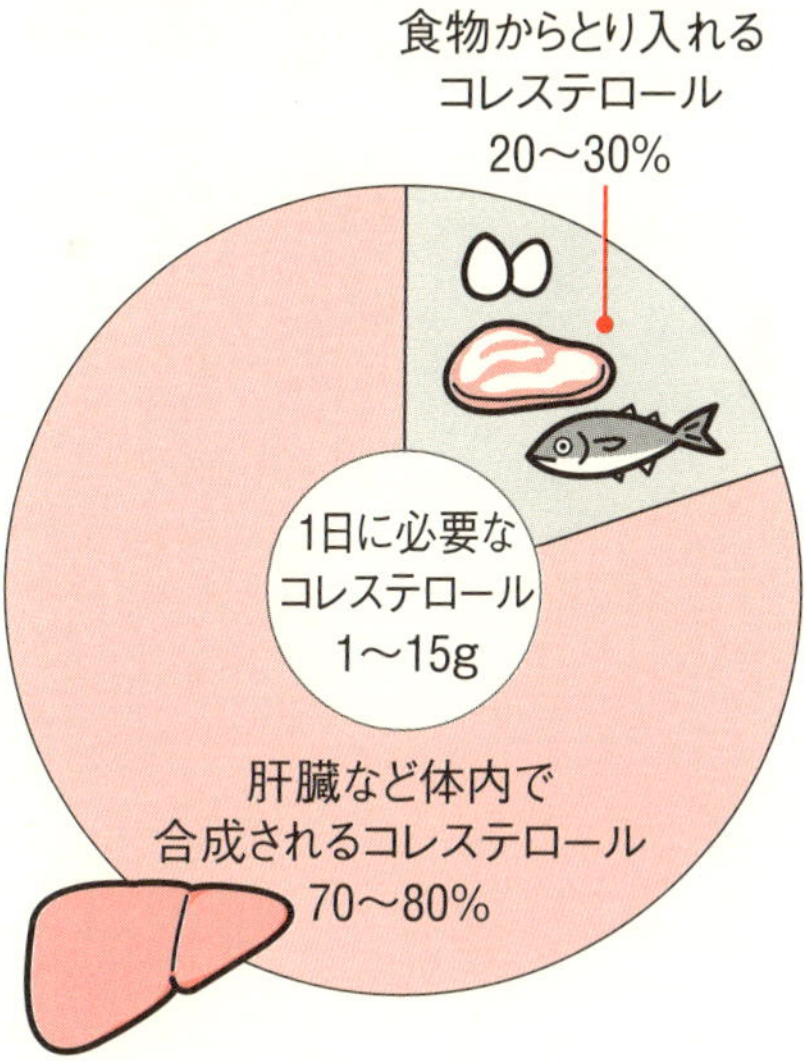

食品に含まれるコレステロール量にそれほど神経質になる必要はありません。体内に存在するコレステロールの70〜80%が、体内で作られるからです。コレステロール値を減らすには、食べる総量を減らすことが重要なのです。

12

茶碗の「見た目」ひとつで、食べる量が自然に減らせる！

Q 「見た目」の満足感は、こんなに大事

お腹いっぱい食べてエネルギー（カロリー）をとり過ぎることがコレステロールを増やす最大の原因であることがわかりました。つまり、腹八分目が一番ということです。

でも、言うはやすしで、ほとんどの人がこの簡単なことを意外と守れないのです。

大きな茶碗に少しのご飯を盛ると、なんだかわびしくなって、食事そのものの喜びが減退したように感じてしまいますね。私も同感です。

そこでおすすめしたいのが、「マイ・ミニ茶碗」を持つことです。毎日使うお茶碗を小さめのものに換えるのです。できれば、デザイン的に満足のいくち

ょっと贅沢な器を選びましょう。最初は多少の違和感があるかもしれませんが、すぐに慣れるものです。これなら努力しなくても、カロリーを減らすことができます。

外食の際も、食べ過ぎには気をつけてください。お弁当を持っていける環境なら問題はありませんが、お昼を外食に頼る人は、やはりご飯の量に気を配りましょう。

どうしても「ご飯を残せない」という人は、最初から「ご飯少なめ」と頼むといいでしょう。最近では、ファミリーレストランでも気軽に対応してくれます。

また、なじみの定食屋さんがあるなら、お気に入りのマイ茶碗を持っていって、それに盛ってもらうのも一案です。

同じ量のご飯でも…

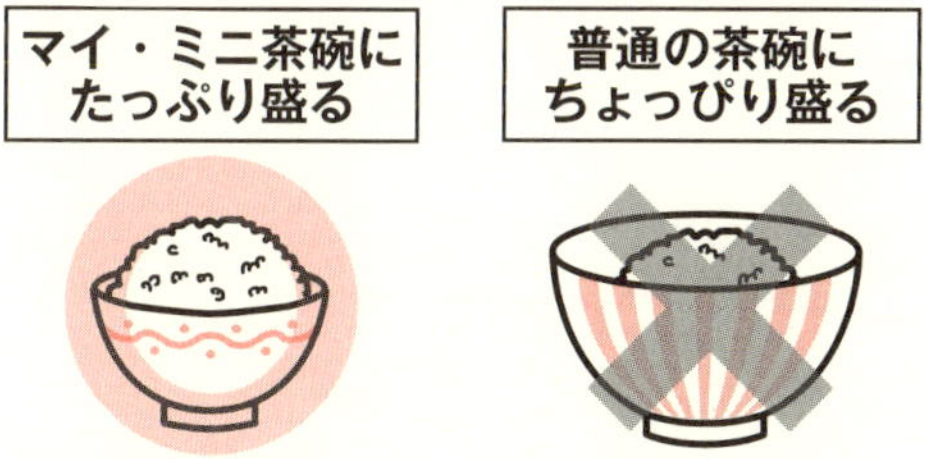
普通の茶碗にちょっぴり盛る
マイ・ミニ茶碗にたっぷり盛る

13

1日の摂取カロリーを知っておくだけで食べる量は減る！

Q 自分に適したカロリー量はどうすればわかる？

その人に適正なカロリーは、性別、年齢、身長、体重、活動量から割り出すことができます。一般的にはBMI（ボディマスインデックス）という国際的な体格指数指標が使われています。

自分の1日に必要な食事量は57ページの計算法で算出できます。たとえば、身長170cmでデスクワークが多い人なら、1・7（身長）×1・7（身長）×22（標準体重のBMI指標）×30（標準体重1kg当たりに必要なエネルギー）で1日約1900kcalが適正カロリーとなります。1日3食とすれば、1食当たり600kcal程度と計算できます。だいたい1食当たり600kcalと意識しておけば、目安になるでしょう。

1日に必要な食事量を算出するための計算法

1日に必要なエネルギー（kcal） ＝ 標準体重（kg） × 標準体重1kg当たりに必要なエネルギー（kcal）

標準体重を算出するため計算法

標準体重（kg） ＝ 身長（m） × 身長（m） × 22（標準体重のBMI指標）

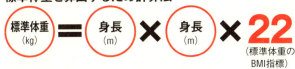

標準体重1kg当たりに必要なエネルギー

安静にしている人、お年寄り	20～25kcal
デスクワークが多い事務職、技術者、管理職など	25～30kcal
外回りが多い営業職、店員、工員など	30～35kcal
農業・漁業従事者、建設作業員など	35～40kcal

※やせ型や若い人は高いほうの数字、肥満型や老人は低いほうの数字をとります。

日本肥満学会では、BMI＝22を標準体重の指標としています。自分のBMI指標は、〔体重(kg)÷〔身長(m)×身長(m)〕で求められます。BMI＝18.5未満が痩せ型（低体重）、18.5以上/25未満が普通体重、25以上が肥満とされています。

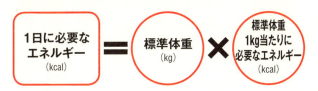

14

早食い防止に効果大。「固い物」「黒っぽい物」を選ぶだけ！

Q ストレスなく早食いを直すコツは？

早食いの人は、一口、おかずを口に運んだと思ったら、もう次のおかずに箸を伸ばしているものです。おそらくこのとき、ほんの数回しか噛んでいないことがほとんどです。早食い防止のためには一口30〜40回噛むことが理想ですが、これがなかなか難しい。ストレスにもなるでしょう。

そこで簡単なコツをお教えします。いつも食べているものを、噛み応えのある「固い物」に変えるのです。固い食品は「黒っぽい」ことが特徴です。

たとえば白米は五穀米や玄米に変えてみる。パンなら白い食パンではなくライ麦パンなどを選びます。ほかにもごぼう、れんこん、豆類など。固い物を食べる癖をつけると、努力しなくても早食いを防ぐことができます。

15

朝食を食べる。それだけで脂肪のたまり方が変わってくる！

Q ゆっくり朝食を食べる時間がない。どうすればいい？

月に1、2度、朝食を食べない日があるくらいならいいのですが、毎朝朝食抜きは考えものです。食事と食事の間が開き過ぎると、空腹感が頂点のところでランチを食べることになり、自然とがっついて早食いかつドカ食いになりがちだからです。さらにまた、このときの体は飢餓状態になっており、体は脂肪をため込む準備万端で食べ物を待ち構えています。

そういうわけで、まったく食べないよりは、少しでも食べたほうがスリムな体をキープしやすいのです。

どうしても朝食を食べられないという人は、ヨーグルト1カップ、バナナ1本、乳酸菌飲料をグビッと1本飲むだけでも違います。

16

夜10時以降は食べない。それだけで疲れない体、パワフルな体がよみがえる！

Q 仕事で夕飯の時間が遅くなってしまうときは？

夜10時以降は、究極のズボラで晩飯を食べない！　これが最善の策です。

帰宅が遅くなり、夜10時以降にようやく食べられるというときもあるでしょうが、そんなときはホットミルクを1杯だけ飲んで、寝てしまいましょう。

夜中に胃腸をしっかり休ませると、翌朝の爽快感、体の軽さが違います。爽快な目覚めとともに、たっぷり朝食を食べればいいのです。

この気持ちよさを1回味わうと、病みつきになり、もう、寝る前にお腹いっぱい食べるなんて、考えられなくなります。

遅い時間に食事をしたときは、寝る時間を遅らせるか、食後に軽い運動をして消化してから就寝しましょう。

17 食べる掃除機！食物繊維を簡単にとるコツ

！白米を玄米に替えるだけですごい効果

食物繊維は炭水化物の一種ですが、人間が持っている消化酵素では消化されず、エネルギー源にならないという特徴があります。**腸の中をきれいに掃除して、余分な脂質やコレステロールを絡め取りながら排泄されていく、健気で献身的な食材です。**

食物繊維には、水溶性と不溶性の2種類があります。

水溶性食物繊維は、果物や海藻に多く含まれています。腸に達したときには水に溶けて、どろどろのゼリー状になっています。このどろどろの中にコレステロールや余分な油を絡め取ってくれるわけです。

不溶性食物繊維は、米やいもなどの穀物、野菜、きのこなどに多く含まれます。水に溶けない代わりに、水を吸ってふくれるのが特徴です。

この効果によって便が増え、腸を刺激してぜんどう運動をよくします。油や有害物質を速やかに体外へ排泄するためには、不溶性食物繊維をとる必要があります。**水溶性、不溶性のどちらがいいかといえば、どちらも善玉です。あまり意識せず、たくさんの食物繊維をとるように心がけましょう。**

摂取量の目標値は、男性で20g以上、女性で18g以上、脂質異常のある人は25gとなっています。しかし日本人は1日平均14gほどしか食物繊維をとっていないのが現実です。目標値との間には、大きな開きがありますね。

食物繊維を簡単に増やせるテクニックがあります。それが、玄米です。

お茶碗1杯（150g）の白いご飯に含まれる食物繊維は0・5g程度ですが、玄米に替えると一気に2・1gに上がります。玄米を1日に2膳食べれば、それだけで4・2gとれる計算です。

同様に、食パンを雑穀パンに替える、うどんをそばに替えるだけで、食物繊維の摂取量はぽんと跳ね上がります。ズボラにはもってこいでしょう。

食物繊維の多い野菜

食品名	目安量	食物繊維(g)
あしたば	4～5本(100g)	5.6
ごぼう	1/2本(90g)	5.1
ブロッコリー	1個(100g)	4.4
切り干し大根	20g	4.1
かぼちゃ(西洋)	1/8個(110g)	3.9
たけのこ(ゆで)	100g	3.3
大根の葉	80g	3.2
スイートコーン(ゆで)	1本(100g)	3.1
モロヘイヤ	1/2袋(50g)	3.2
かんぴょう(乾燥品)	10g	3
オクラ	中6本(50g)	2.5

1日に食べたい食品の目安量
（LDLコレステロールが高めの人の場合）

食品のグループ	食品名	総摂取エネルギー		
		1400kcal/1日	1600kcal/1日	1800kcal/1日
穀類	白米	130g	150g	170g
いも類		35〜70g	40〜80g	80〜100g
大豆・大豆製品		豆腐なら100g	豆腐なら100g	豆腐なら100g
野菜類	淡色野菜	200g	200g	200g
	緑黄色野菜	150g	150g	150g
	海藻 きのこ こんにゃく	とり混ぜて50g	とり混ぜて50g	とり混ぜて50g
果実類		100〜200g	100〜200g	100〜200g

白米、いも、大豆、野菜、果実をまんべんなくとっていれば、十分な食物繊維が摂取でき、コレステロール軽減に効果が期待できるはずです。

第3章

「脂肪」と「糖」について。これだけ知っておけばOK！

18

脂質は三大栄養素のひとつ。適量をとったほうが体にいい

Q どのぐらいの脂質をとればいい？

コレステロール、中性脂肪を減らしたい人にとって、脂質はもっとも気になる食材でしょう。しかし、脂質は私たちが生きていくうえで欠かせない三大栄養素のひとつです。単純に減らせばいいというわけではありません。しっかりした知識を身につけて、健康的にとりたいものです。

まず、1日に必要な脂質の量を考えてみましょう。脂質は1g当たり9kcalのエネルギーがあります。とり過ぎると中性脂肪値が増えますが、足りないと脂溶性ビタミンの吸収に支障が出たり、低体温症になったりと不具合が発生します。ちょうどいい量をとるようにしましょう。

57ページで計算した1日に必要なエネルギーのうち、脂質から20～25％摂取

主な脂肪酸の特徴

飽和脂肪酸		パルミチン酸	パーム油、ショートニング、バター	とり過ぎるとコレステロールや中性脂肪を増やす（ステアリン酸以外）
		ミリスチン酸	ヤシ油、パーム油、バター	
		ステアリン酸	ラード、ヘッド、チョコレート	
		ラウリン酸	パーム核油、ヤシ油、ココナッツ	
		酪酸	バター、生クリーム、チーズ	
不飽和脂肪酸	一価不飽和脂肪酸	オレイン酸	オリーブオイル、なたね油、アーモンド	LDLコレステロールを減らす
	多価不飽和脂肪酸	オメガ6系脂肪酸		適度にとればLDLコレステロールを減らす
		リノール酸	サフラワー油、ひまわり油、大豆油、コーン油、ゴマ油、くるみ	
		γ-リノレン酸	月見草油、母乳	
		アラキドン酸	レバー	
		オメガ3系脂肪酸		血栓予防、中性脂肪を減らす
		α-リノレン酸	シソ油、エゴマ油 アマニ油	
		EPA	マグロ(トロ)、イワシ、タチウオ、サンマ、サバ	
		DHA	マグロ(トロ)、サンマ、タチウオ、ブリ、鮭、サバ	

するのが理想です。つまり、必要なエネルギーが1600㎉の人は、320〜400㎉となります。**これは食用油や肉に含まれる脂を合わせて35〜45gほどです。**ちなみに大さじ1杯のサラダ油は12gです。大さじ3杯くらいは毎日とる必要があるということですね。

次に脂質の種類です。脂質すべてが悪玉コレステロールを増やすわけではありません。逆に、悪玉コレステロールを減らしてくれるいい脂質もあるのです。67ページの表にあるように脂質を構成する脂肪酸は大きく次の2つに分類することができます。

飽和脂肪酸…牛、豚、鶏など陸上動物の肉に多く含まれる。常温で固まる。

不飽和脂肪酸…植物油のほか、水中にすむ魚介類、海生哺乳類に多く含まれる。常温で液体。

どちらの脂肪酸なのかは、常温のときに固体か液体かで見分けがつきます。たとえば、ラーメンの冷めたスープに浮いている白い脂肪は飽和脂肪酸です。

不飽和脂肪酸は、不飽和結合（二重結合）があるかないかによって、さらに次の2つに分けられます。

一価不飽和脂肪酸…オレイン酸（オリーブオイル）など。

多価不飽和脂肪酸…α－リノレン酸、DHA、EPA、リノール酸、アラキドン酸など。

これらの脂肪には、理想的な摂取バランスがあります。

飽和脂肪酸：一価不飽和脂肪酸：多価不飽和脂肪酸＝2：3：2

健康な暮らしを送るためには、動物性の脂質（飽和脂肪酸）も必要なのです。

さらに多価不飽和脂肪酸は2つに分類できます。

オメガ6系脂肪酸…サラダ油、紅花油、コーン油。

オメガ3系脂肪酸…魚介類の油、アマニ油、シソ油、エゴマ油。

近年、オメガ3系脂肪酸が注目されていますが、そうたくさんとれるものでもありません。アマニ油などはとても高価です。魚を積極的に食べるようにして、オメガ6系：オメガ3系＝4：1にするのが理想です。

19

オリーブオイルのオレイン酸がLDLコレステロールを減らす

Q 日常的にジャバジャバ使っても大丈夫ですか？

オレイン酸はリノール酸とともに、不飽和酸の一種ですが、リノール酸が、HDLとLDL、両方のコレステロールを減らすのに対し、オレイン酸はHDLを減らさず、LDLだけを減らします。しかも、肝臓に脂肪が蓄積するのを防いでくれます。

こうした優秀な働きのあるオレイン酸を70%以上含むのがオリーブオイルです。高コレステロールを改善するには、悪玉のLDLコレステロールを減らし、善玉のHDLコレステロールを増やすのがもっとも効果的です。この働きを可能にするのがオリーブオイルというわけです。

オリーブオイルに比べ、日本の一般家庭でよく使われている大豆油やコーン

生活習慣病を予防するオリーブオイル

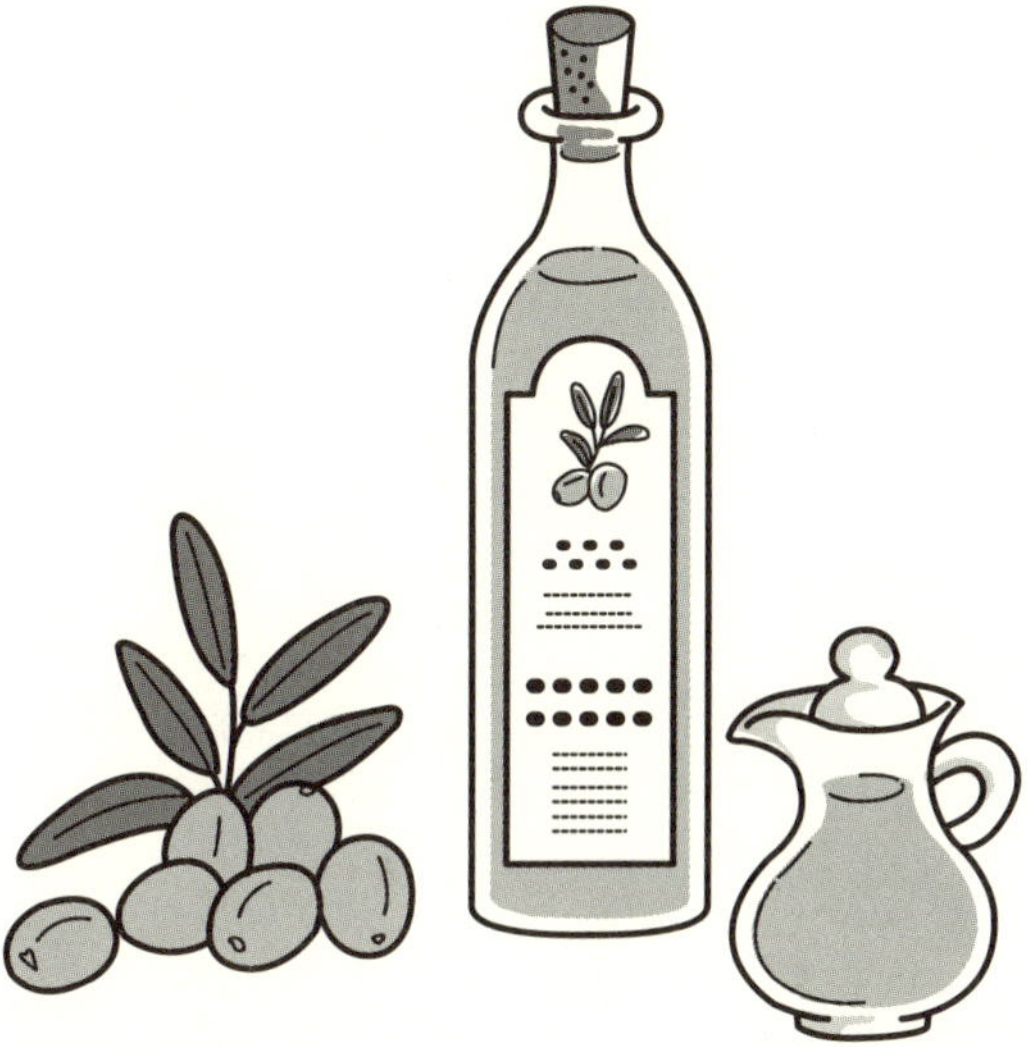

オリーブオイルのオレイン酸は、小腸を刺激して腸の運動を活発にする働きもあることから、イタリアでは、天然の下剤として、子供の便秘解消にもよく使われています。

油などの植物油は、ほとんどの成分がリノール酸です。このリノール酸はとり過ぎると悪玉、善玉の両方のコレステロールを減らすとともに、免疫力を低下させます。

オリーブオイルは、ほかの植物油に比べて酸化しにくいという特長もあります。これは、オレイン酸が酸化しにくいことに加えて、抗酸化性の強いビタミンEを含んでいるためです。

酸化しやすい油をとっていると、体の中に過酸化脂質という有害物質が発生します。この過酸化脂質は、動脈硬化やがん、糖尿病などの生活習慣病を促進します。オリーブオイルのような酸化しにくい油をとれば、生活習慣病を予防することができます。

炒め油としても、そのままサラダにも味噌汁にだってオリーブオイルをかけていいのです。実際、オリーブオイルを日常的にたくさんとる地中海沿岸地域の人は、動物性油脂を使う北欧地域の人に比べて、心臓血管系の障害が非常に少ないのです。

20

肉は部位を選んで「蒸す」「茹でる」が理想の調理法

Q コレステロールの多い人が賢く肉を食べるには?

肉はコレステロールや中性脂肪を増やしやすい食品として敬遠されがちですが、筋肉や体にとって必要なたんぱく質の供給源となる重要な食品です。

肉は蒸したり茹でたりすると余分な脂が落ちて、カロリーを減らすことができます。グリルで焼いても脂を落とすことが可能です。**また、炒め料理をするときは、フッ素樹脂加工のフライパンを使うと調理用の油が少なくてすみます。**さらに、調理中に肉から出た余分な油をキッチンペーパーなどで拭きとるようにするとベストです。

揚げるときは、具材を大きめに切るのがコツです。こうすると油を吸う面積が小さくなるからです。そして、衣は少なくし、揚げたあとに油をしっかり切りましょう。

肉は部位によってカロリーが大きく違います。鶏のささみが100g当たり105kcalなのに対し、牛肉のバラ肉は517kcalもあります。

しかし、左ページにあるように、ヒレ肉やもも肉などの赤身肉は脂身が少ないので比較的低カロリーです。逆に、高級な霜降りの牛肉はNG。カロリーの点ではサシが少ない安価な輸入牛のほうがベターなのです。

このように部位と調理法を見極めるのが、賢い肉の選び方といえます。

どうしてもバラ肉が食べたいときは、白い脂身を少し取り除けばいいでしょう。また、鶏肉の皮にも脂肪やコレステロールがたくさん含まれていますので、なるべく取り除くようにしましょう。

我慢するよりもひと工夫すれば、お肉をおいしく食べられます。

肉のエネルギー量

100g中

ヒレ肉　223kcal
もも肉　246kcal
肩ロース肉　411kcal
サーロイン　498kcal
バラ肉　517kcal

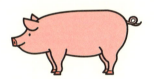

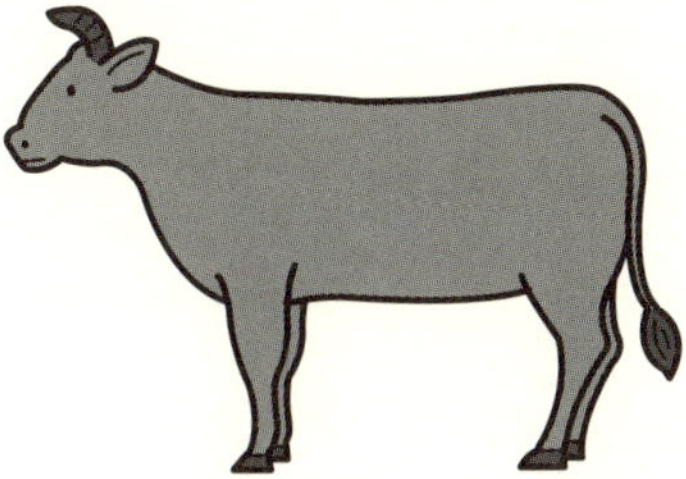

ヒレ肉　115kcal
もも肉　183kcal
肩ロース　253kcal
バラ肉　380kcal

ささ身　105kcal
むね肉　191kcal
手羽　211kcal

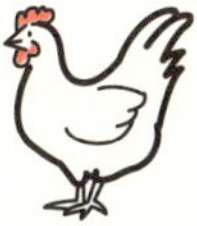

21

ジュースや缶コーヒーをやめるだけで財布はふくれて、お腹はへこむ!

❗水分補給は無糖がベストチョイス!

甘い清涼飲料水や缶コーヒーには、1本に砂糖が20g以上も含まれています。これは角砂糖を5粒も食べているのと同じです。毎日、2本も3本も飲んでいたら、大変なことになるでしょう。1本150円なら、2本飲んで300円。これを水道の水に代えれば、それだけでお小遣いがアップしたようなものですね。水分の補給には、ミネラルをとれる麦茶や緑茶といったお茶、ブラックコーヒー、水、甘味料が足されていない炭酸水がおすすめです。

夏場、熱中症予防のために水分をとるときは、同時に塩分もとることが必須です。甘味料の入った強いスポーツドリンクをガブガブ飲むより、水と梅干しやちょっとの塩をなめれば体にとっては最高です。

22 脂質の多い食事のあとには緑茶、ウーロン茶、紅茶が最適

❗食後にほっと一息入れれば、脂も溶ける!

お茶には、いろいろな健康にいい成分が含まれています。特に私たち日本人になじみの深い緑茶は、コレステロールを減らすのに有効な成分が含まれています。

緑茶には、4種類以上のカテキンが含まれており、そのうちの「エピガロカテキンガレート」に注目が集まっています。

エピガロカテキンガレートには、4つの特筆すべき働きが認められています。

1 コレステロールの吸収を抑える。

2 体外へのコレステロールの排出を促進させる。

3 LDLコレステロールを減らし、HDLコレステロールを増やす。

4 LDLコレステロールの酸化を防ぐ。

つまり、体内のコレステロールのコントロールに緑茶は大活躍するというわけです。脂っこい食事をしたあとには、緑茶を飲むといいでしょう。

また、紅茶にもカテキンが含まれており、緑茶と同様の効果が期待できます。

中華料理を食べながら飲むウーロン茶はどうでしょうか。

脂質の多い中華料理を食べている割に中国人に肥満が少ないのは、ウーロン茶のおかげといわれますね。

ウーロン茶は半発酵の状態で製造されます。このときにポリフェノールの一種が増加します。ポリフェノールといえば、抗酸化物質の代表でしたね。コレステロールの酸化を抑えるとともに、中性脂肪の分解を促進してくれます。

緑茶、紅茶、そしてウーロン茶は、どれも食後に飲むお茶として優れています。

23

コーヒーの抗酸化作用はまるで財宝のような価値あり!

Q 眠気覚ましのほかに、どんな効果がある?

コーヒーは心筋梗塞の原因になると疑われてきましたが、ここ数年で、それが濡れ衣であったことがわかってきました。

コーヒーには、皆さんもご存じのとおり、カフェイン酸が多く含まれています。カフェイン酸には、脂肪分解酵素であるリパーゼを活発にする作用があり、脂肪分解を促し、体脂肪を減らす効果があります。

また、コーヒーにはポリフェノールのひとつであるクロロゲン酸が含まれています。クロロゲン酸はカフェイン酸同様、抗酸化作用に優れていて、LDLの酸化防止に有効なほか、脂肪の疲弊や血管の老化を防ぐなど、糖代謝を活性化して血糖値を下げる作用もあると考えられています。

しかし、砂糖やミルクを入れると、せっかくの効果が台無しになります。また、冷たい飲み物は内臓を冷やして脂肪がつきやすくなります。選ぶならアイスコーヒーよりも、リラックス効果もあるホットコーヒーがおすすめ。苦みの効いたブラックのホットコーヒーを1日3回ほど楽しむようにしましょう。

なお、コーヒーが健康にいいという報告は、フィンランド国立公衆衛生研究所が、約1万4000人を対象に行った大がかりな調査からも寄せられています。1日に3～4杯のコーヒーを飲んだ人は、まったく飲まない人に比べて30%も糖尿病になる確率が低かったというのです。

コーヒーはコレステロールの酸化を抑えるとともに、血糖値コントロールにも活躍してくれます。明日からコーヒー習慣を始めましょう。

第4章

食べるだけ！薬よりよく効く「魔法の食材」

24

食酢はたった大さじ1杯でコレステロール減少効果大

Q 食酢が健康にいいって本当？

お酢が体にいいとはよくいわれることですが、はたしてコレステロールにも効能があるのでしょうか。

この疑問に関して、ミツカングループ本社中央研究所主任の岸幹也先生が興味深い実験をしているので紹介することにしましょう。

岸先生は、総コレステロール値が高めの男女95人に協力を仰ぎました。

用意したのは、りんご酢が15mℓ入った１００mℓの食酢飲料と、お酢が入っていると見せかけたただの水（プラセボ飲料）１００mℓです。

Aグループの人には、ただの水を1日２杯、Bグループには食酢飲料１杯と水１杯、Cグループには食酢飲料２杯を12週間にわたって飲んでもらいました。

食酢による血中総コレステロール値の変化の推移

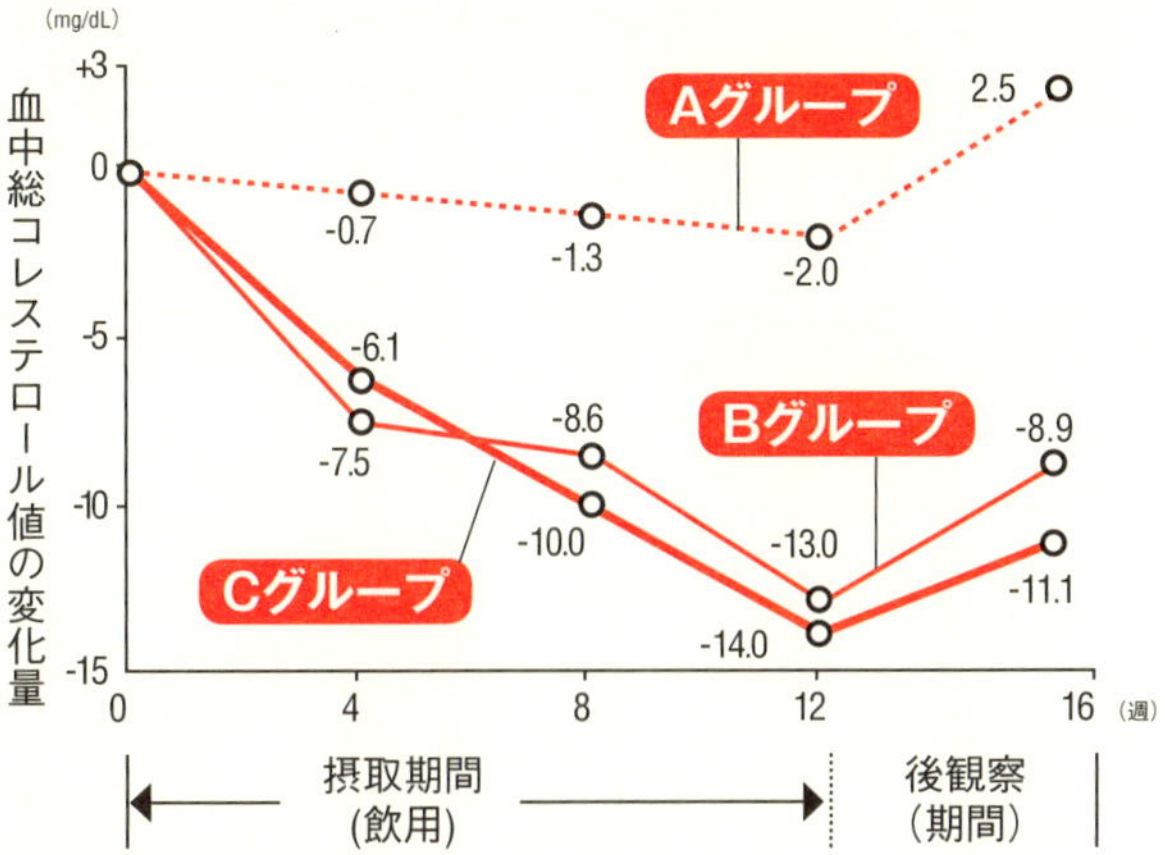

参考資料：『境界域および軽度高コレステロール血症に対する食酢摂取の有用性および安全性』
ミツカングループ本社中央研究所

Aグループ……
食酢が全く入っていないプラセボ飲料100mℓを1日2杯飲む。

Bグループ――
食酢15mℓが入った飲料1杯とプラセボ飲料1杯の合計（酢酸は750mg）を飲む。

Cグループ――
食酢15mℓが入った飲料を1日に2杯（酢酸の合計は1500mg）飲む。

その結果が、83ページのグラフです。Bグループは13㎎／dℓ、Cグループは14㎎／dℓのコレステロール値の低下が見られました。

結論として、次のことがわかりました。

1　りんご酢のコレステロールを減らす効果は十分である。
2　1日15㎖と30㎖では、あまり差がない。

15㎖とは、大さじ1杯です。この実験では、りんご酢を混合した飲料を使いましたが、血中総コントロール低下作用があるのは酢酸であることから、黒酢、果実酢、穀物酢など、どんな酢でも効果が期待できます。したがって1日に大さじ1杯の酢を料理に使うといいでしょう。

また、健康食品として、「飲む酢」がいろいろなメーカーから発売されています。口に合うものがあれば、このような食品を習慣的にとるといいでしょう。

25

ハーブには強力な抗菌作用と抗酸化作用がある

Q ハーブもコレステロール改善に効く？

西洋料理に使われるハーブは、抗菌作用・抗酸化作用が期待できます。肉を食べるときなどに、上手に利用したいものです。

ハーブの中でも、抗酸化作用が強いのがローズマリーです。独特の香りは食欲を増進し、胃腸の働きや新陳代謝も促してくれます。また、「若返りのハーブ」とも呼ばれ、集中力や記憶力を復活させてくれるそうです。記憶力に自信がなくなってきた、という方は多めにとるようにしたらいかがでしょうか。

ローズマリーは調理用ハーブのほか、お茶としても流通しています。朝、1杯のローズマリーティーは、気分をすっきりさせてくれるでしょう。

フェヌグリークというハーブはなじみがありませんが、上質のカレー粉によく使われています。このフェヌグリークが、ＬＤＬコレステロールや中性脂肪を減少させる効果が非常に高いことがわかりました。

さらに、血糖値を抑え、生理痛の緩和など婦人科系の悩み解消にも効果があるといいます。

また、カレー粉の主材料であるターメリックの色素クルクミンは高血糖改善の作用があることが知られています。

そのほか、フェンネル（和名ウイキョウ）、スペアミント、セントジョーンズワート、オリーブリーフなどのハーブにもいい効果が期待できます。

塩分のとり過ぎからくる高血圧は脂質異常症を招き、さらに動脈硬化の原因となります。どうしても濃いめの味付けが好きという人は、ハーブやスパイスを上手に使うと、食事の塩分を減らすことができます。

脂肪溶解、むくみ予防。
肉や魚に直接すり込んで使用。

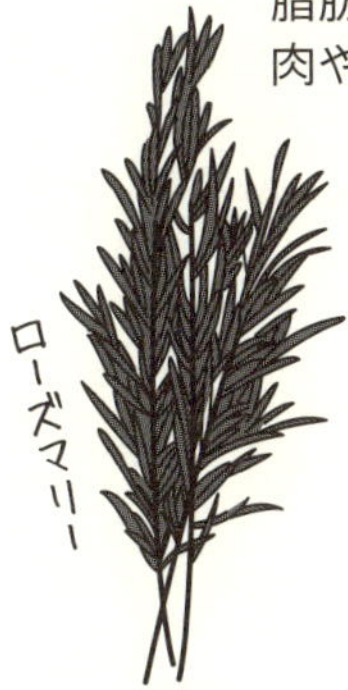
ローズマリー

胃腸の調子を助ける。
パスタやモヒートに
浮かべる。

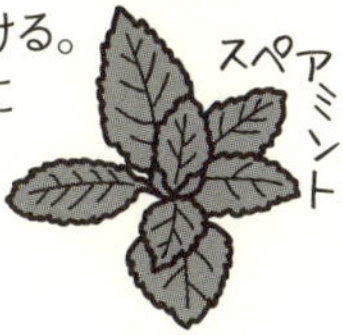
スペアミント

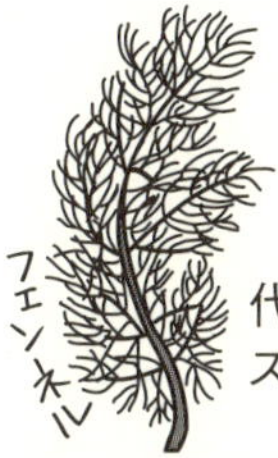

代謝アップ効果。
スパイスやハーブティーに。

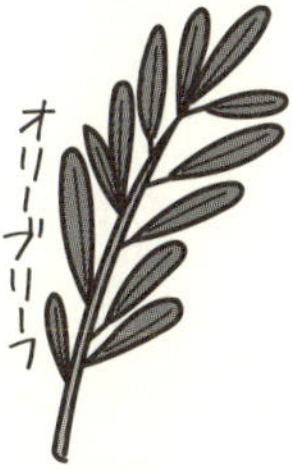
オリーブリーフ

抗酸化作用、免疫力活性。
ハーブティーで、栄養補給。

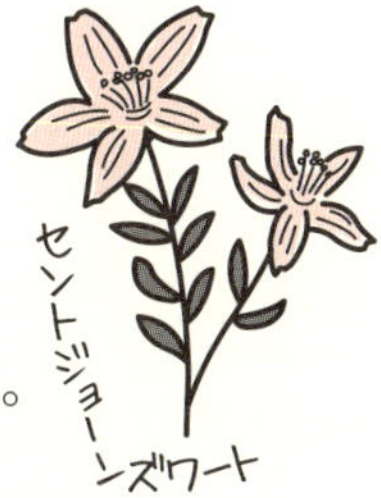
セントジョーンズワート

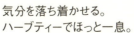

気分を落ち着かせる。
ハーブティーでほっと一息。

26

ヨーグルトの乳酸菌、豆乳の良質たんぱく質は健康維持に最適

Q 牛乳よりも、朝にふさわしい？

ヨーグルトは牛乳と同じ成分で構成されています。

しかし、牛乳を発酵させて作るヨーグルトには、乳酸菌という善玉菌がたっぷりと含まれています。乳酸菌は便秘や下痢の原因となる悪玉菌を退治して、腸の中を健康な状態に維持してくれます。

それに加えて、乳酸菌にはコレステロールを減らす作用があります。乳酸菌の表面にはポリサッカライドとペプチドグリカンという、粘性のある物質が付着しています。これらの物質が腸内のコレステロールや胆汁酸を吸着し、便として排泄してくれるのです。

さらに、乳酸菌には胆汁酸の再吸収を抑える働きもあります。胆汁酸の再吸

収が減ると、肝臓で胆汁酸を作ろうとして、材料であるコレステロールを消費します。胆汁酸はコレステロールを減らすカギを握る物質です。

朝食にカップ1杯のヨーグルトを食べる習慣をつけましょう。

また、牛乳に含まれるコレステロールや飽和脂肪酸などの脂質が心配なら、豆乳はいかがでしょうか。ご存じのように、豆乳は豆腐の製造過程でできるものので、大豆の栄養成分をそのまま含んでいます。

大豆の脂肪は、牛乳と違って植物性の不飽和脂肪酸なので、コレステロールは含まれていません。毎日の朝食に飲むなら、豆乳のほうがいいでしょう。

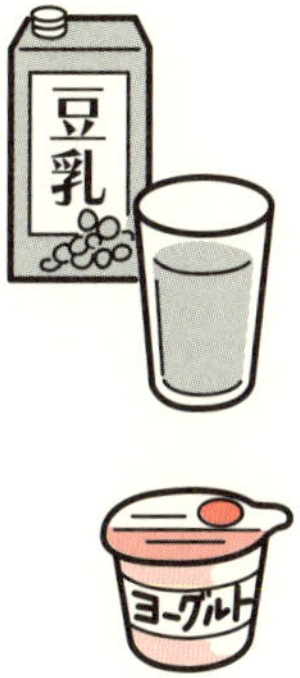

27

しいたけは、コレステロール値改善の最優秀食品

Q しいたけがコレステロールを減らすって本当？

しいたけは、エリタデニンやビタミンB群のひとつであるナイアシン、さらに食物繊維をたっぷりと含んでいます。

エリタデニンとは聞き慣れない名前ですが、しいたけに含まれる固有の成分です。コレステロールを悪玉化させるLDLは、肝臓で脂質とたんぱく質が結合することによって作られます。**エリタデニンには、このLDLの合成を抑える働きがあり、**コレステロールのコントロールにはもってこいの成分。さらに中性脂肪やコレステロールを便中に排出し、体外への排泄を促します。まさにズボラ人間向けのダブルの効果です。

エリタデニンは、主にしいたけのかさの部分に多く含まれています。旬の頃

に肉厚のかさを持った新鮮なしいたけを、たっぷりといただきたいものです。

ナイアシンは、肝臓での中性脂肪の合成を抑える働きをします。同時に肝臓から放出される悪玉LDLを減少させます。

さらに、Lp（a）という新種の悪玉リポたんぱくを低下させることもわかってきました。Lp（a）は、血液中で血栓を作りやすくするとともに、血管の壁にくっついて動脈硬化の原因となると考えられています。

しいたけに含まれる食物繊維は、小腸でコレステロールの吸収を抑える働きをしてくれます。また、胆汁の主成分である胆汁酸を吸着して体内の余ったコレステロールの排出を促進する作用があります。腸内でもビフィズス菌などの善玉菌を増やし、整腸を助けてくれます。腸の働きがよくなると、便の量が増え必然的に快便に。便はコレステロールや中性脂肪を体外へ排出する役割を担っています。

体内で古くなったコレステロールの大部分はHDLによって集められ、肝臓に運ばれます。肝臓内では一部が胆汁酸に変えられて胆汁の中に放出され、腸を経て、便として体外に排泄されます。排便は古いコレステロールを排泄する大切な働きなのです。

成分のとりだめはできませんから、1日2個くらい食べると常に恩恵にあずかることができます。味噌汁、鍋物、酢の物、炒め物など、いろいろな使い方をして食卓の常連にしてください。

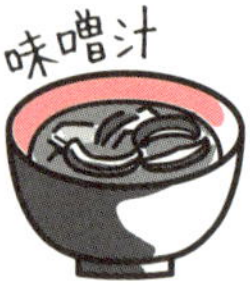

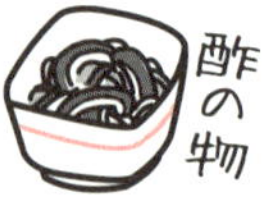

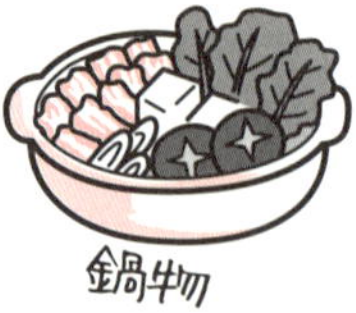

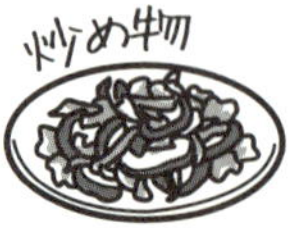

28

うまい、安い、手軽！大豆加工食品も優良成分が豊富

Q 大豆はなぜコレステロールに効果があるの？

しいたけと並んで、コレステロールを減らす優良食材が大豆です。納豆、豆腐、煮豆、油揚げ、厚揚げ、湯葉、味噌など、手軽に楽しめる大豆加工食品も同様の効果が期待できます。ざっと挙げただけで、大豆たんぱく、イソフラボン、サポニン、レシチンなど、多くの優良成分が含まれています。1日1品、いや2品、大豆食品を食べましょう。

大豆たんぱくには、LDLコレステロールを減らす効果があることもわかっています。遺伝的にLDLコレステロールが高くなる体質の人がいますが、そういう人の場合、生きていくために必要なたんぱく質は、肉や魚よりも大豆からとるようにしましょう。

大豆に含まれるイソフラボンは、女性ホルモンと似た作用を持っています。若い女性に脂質異常をはじめ、高血圧、高血糖が少ないのは、女性ホルモンの影響によると考えられています。**イソフラボンをとると、悪玉のＬＤＬコレステロールが減り、善玉のＨＤＬコレステロールが増えることがわかっています。**また、イソフラボンはポリフェノールの一種です。赤ワインと同じように抗酸化作用が強く、動脈硬化や体の老化を防いでくれます。

サポニンは血中脂質値を下げるほか、不飽和脂肪酸が酸化されることでできる過酸化脂質の害を防ぐ働きがあります。過酸化脂質は血管壁に入り込んで、動脈硬化の原因となるのです。

レシチンは傷んだ細胞膜や血管壁を修復してくれます。これは脳梗塞や心筋梗塞を抑えるために重要な働きです。また、ＨＤＬコレステロールを増やす効果も認められています。レシチンにはコリンが含まれ、これはアセチルコリンなど記憶や脳の働きに必要な脳神経の伝達物質を作るのに使われます。アセチルコリンが不足するとアルツハイマー病になるという研究結果もあります。

納豆のネバネバ成分であるナットウキナーゼという酵素には、血栓を短時間で溶かす力があります。したがって、脳梗塞の予防などに効果があります。しかし、煮る、焼くなどして熱を加えると、その力はなくなってしまいます。

そのほか、あの小さな豆の中にはビタミンE、植物ステロール、食物繊維など、脂質コントロールに力を発揮する成分が含まれています。

主な大豆の加工品

- 枝豆
- もやし
- 煮豆
- 豆腐
- 油揚げ
- 納豆
- 味噌
- 豆乳
- 湯葉

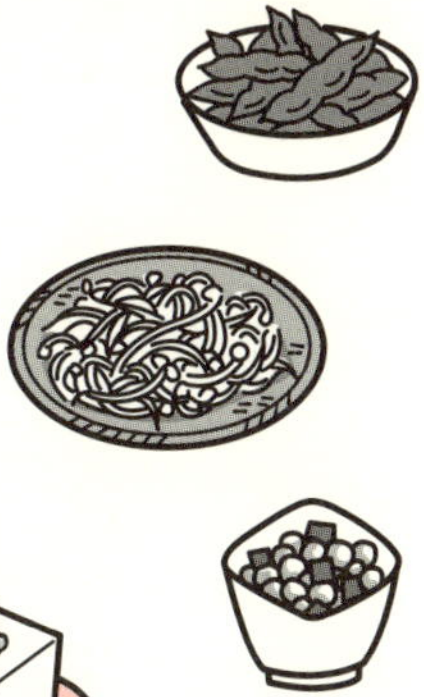

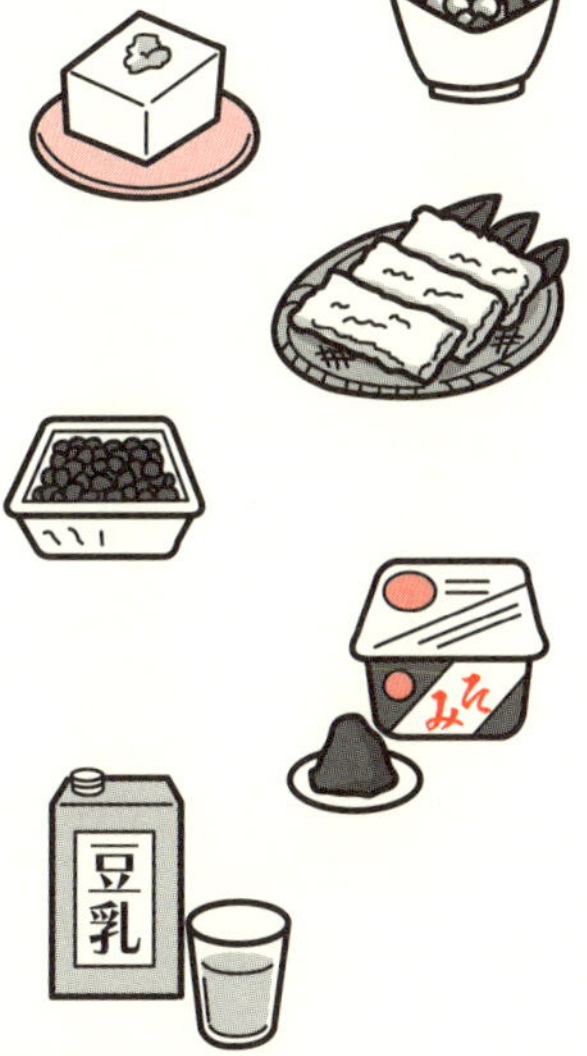

29

にんにくは、代謝促進、殺菌に優れた有効性を持つ

Q にんにくのコレステロールに対する効果は？

にんにくは、韓国料理、インド料理、イタリア料理、スペイン料理など、世界各地でいろいろな使い方をされています。

にんにくの強い匂いのもとは、アリインという成分です。そのままでは匂いは強くありませんが、切ったりおろしたりして空気に触れると、酵素の働きでアリインがアリシンに変わり、強烈な匂いが立ってきます。

アリシンには、食中毒や感染症を予防する強い殺菌効果があることがよく知られています。しかも、コレステロールを下げる効果も一流です。

また、アリシンが脂質と結合してできる脂質アリシンは、血管内の老廃物を除去して血液の状態をクリーンに保ってくれます。

さらに、アリシンに熱が加わることでできるアホエンにも、コレステロール低下効果があるとされています。

生でもよし、熱してもよしと、にんにくの万能ぶりを見せつけられた感じです。

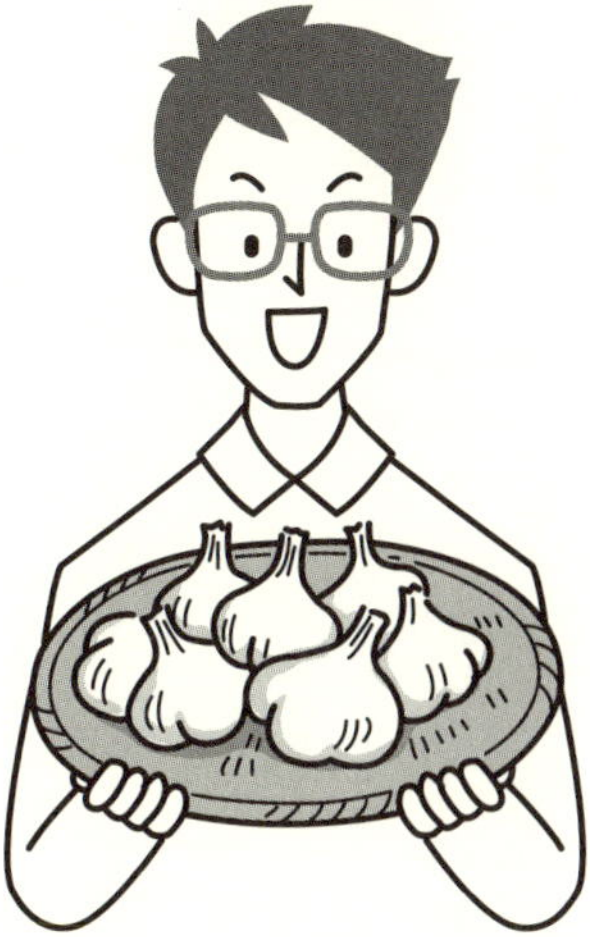

30

毎日のトマトで血管内を補修しよう

Q 赤いトマト、青いトマト、価値が高いのはどっち？

トマトは野菜の中でもひときわきれいな赤色をしています。真っ赤に熟れた真夏のトマトはいかにもみずみずしく、食欲をそそりますね。

このトマトの赤はリコペンという色素によるもので、強い紫外線や害虫から自らを守る役割を担っています。トマトの赤は、強い抗酸化作用がある防御システムなのです。

トマトを食べると、リコペンを血液中に取り込むことができます。血液中に取り込まれたリコペンは体内を巡り、抗酸化作用を必要としている臓器で活躍します。つまり血管内で起こっているコレステロールの酸化現象を抑えてくれるのです。

リコペンは、血液中に入ってから半減するまでに12〜33日もかかるといわれています。**これほど長く働いてくれる成分はほかにありません。**

トマトに含まれるリコペンの量は、100g中0・88mg〜4・2mgとばらつきがあります。もちろん、真っ赤に熟したトマトのほうがリコペンを多く含んでいます。スーパーマーケットや青果店でトマトを買うときは、なるべく赤い色のトマトを買うといいでしょう。

トマトジュースや調理用の水煮缶詰でもリコペンの摂取に問題はありません。常備して、毎日、食卓に出るようにしたいものです。

最近は味噌汁に入れてもいい出汁が出ると話題にもなっています。

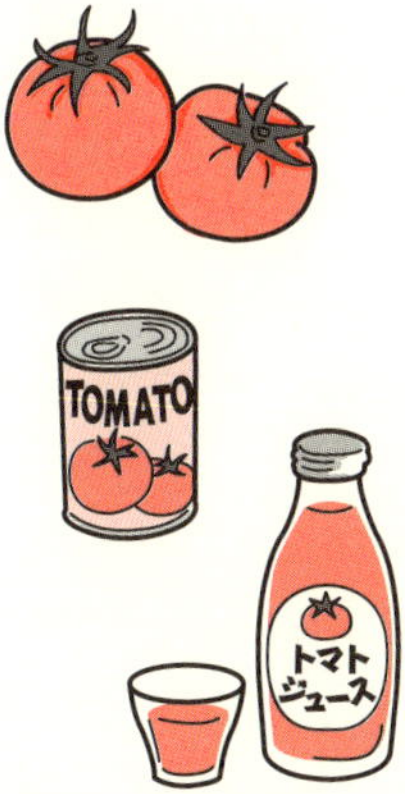

31

「1日1個のりんごで医者いらず」というのは本当

! アップルパイ、スムージー、いろいろ楽しもう!

昔から「1日1個のりんごは、医者いらず」といいます。さて、コレステロールに関するりんごの実力はどうでしょうか。

それを知るには、国立研究開発法人農業・食品産業技術総合研究機構果樹茶業研究部門の田中敬一先生が行った実験が役に立ちます。

田中先生は、平均年齢47歳の男女14人に、りんごに含まれるリンゴペクチンという食物繊維を顆粒にしたものを1日に8・4gずつ摂取してもらう実験を行いました。そして3週間後に血液検査を行うと、**14人中13人の総コレステロールが減ったというのです。**

しかも、悪玉のLDLコレステロールが減り、善玉のHDLコレステロールが増えていたのです。**コレステロールを減らすだけでなく、そのバランスまでよくするとは、すばらしいですね。**

アメリカのオハイオ大学では、実際にりんごを使った実験をしました。りんごを食べてもらったのは、日頃ほとんどりんごを食べない16人の中年の健康な人たちです。彼らに4週間にわたってりんごを1日1個食べてもらったところ、LDLコレステロールが40%減少しました。また、この実験では、別の17人にポリフェノールのカプセルを飲んでもらいました。4週間後に調べたところ、同じようにポリフェノールでもLDLコレステロールの減少に効果が見られましたが、りんごを丸ごと1個食べるのにはかなわなかったのです。

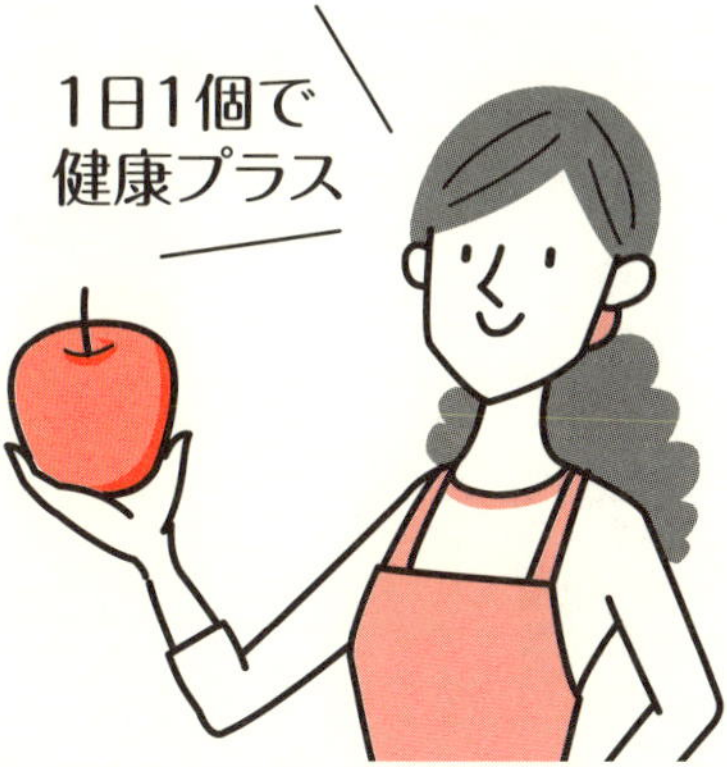

32 ところてん、みつ豆……寒天は腸内を大掃除してくれる働きもの

Q 寒天を食べるとお腹の調子が整う？

コレステロールを減らすためには、コレステロールの少ない食品を食べるのではなく、全体の食べ過ぎを避けることが重要と、たびたび触れてきました。コレステロールや中性脂肪が多過ぎる状態を「脂質代謝異常」と呼ぶのはそのためです。いかに代謝をよくするかがポイントです。

実は、これに加えて、とっておきの裏ワザがもうひとつあります。それは、体の中のコレステロール消費を促進するというものです。

肝臓で作られたコレステロールの多くは、胆汁酸を作るために利用されます。胆汁酸は消化液である胆汁の主成分です。胆汁は腸で食物の脂肪分を消化する働きをします。つまり、胆汁酸がたくさん使われれば、原料のコレステロール

も消費され、当然コレステロール値は低下するわけです。しかし、胆汁酸は腸から再吸収されて肝臓に戻り、再び使われます。この循環のことを腸肝循環と呼びます。つまり、胆汁酸を便として排泄しないかぎり、コレステロールはほとんど消費されないわけです。

腸内で胆汁酸を吸着して、便として排泄してくれるのが食物繊維です。そのほか、消化しづらい食物繊維をとると、炭水化物などの吸収に時間がかかるため、血糖値をコントロールする仕事もしてくれるのです。

中でも寒天に含まれる食物繊維は、大量の水を吸い込んでゲル状に膨らみます。そのときに胆汁酸をたっぷりと抱き込み、便と一緒に排出します。

こうして新しい胆汁酸が必要になり、コレステロール代謝を促進します。

食事の前に寒天を食べると、このようないい腸環境が整います。

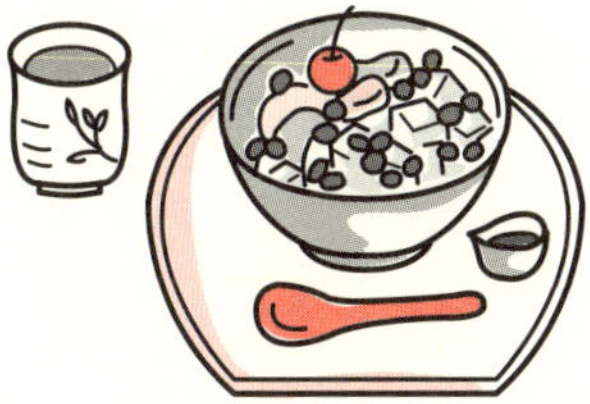

33

鮭・イクラ・エビ・カニの抗酸化作用のオレンジ色素が効く

Q どんな種類の魚貝類がいい？

魚といえば、DHAやEPAを多く含む青魚ばかりがクローズアップされますが、鮭など、身がオレンジ色の魚にも有効成分がバッチリ含まれています。身が濃いオレンジ色の魚介類に含まれるアスタキサンチンという色素は、カロチノイド系色素の一種。本来は青緑色で加熱されると赤く変色します。イクラ、エビ、カニは、コレステロールが多いと敬遠していた人には、うれしい情報ですね。

アスタキサンチンは、強い抗酸化作用があります。動脈硬化や肌の老化、がん細胞の増殖など、人間の病気の多くに関わる**酸化作用を抑制する力があるのです。**そのほか、ストレスによって弱まる免疫細胞の働きを正常化、視力の回

魚介類とその卵に含まれるアスタキサンチンの量

100g中の含有量

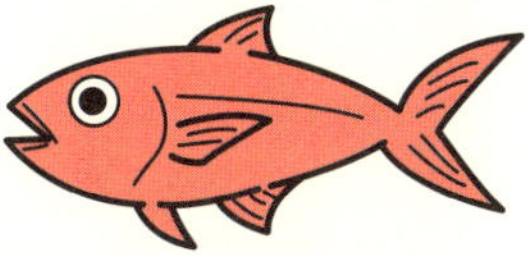

金目鯛　2mg～ 3mg
紅鮭　2.5 ～ 3.5mg
銀鮭　0.8 ～ 2.0mg
キングサーモン　1.0 ～ 2.0mg

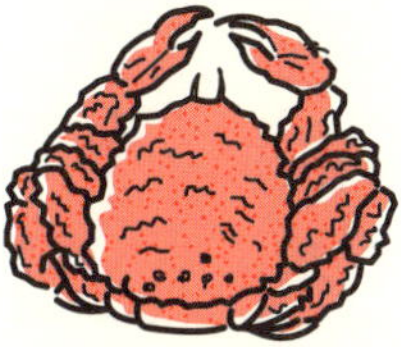

甘エビ　1mg
毛ガニ　1mg

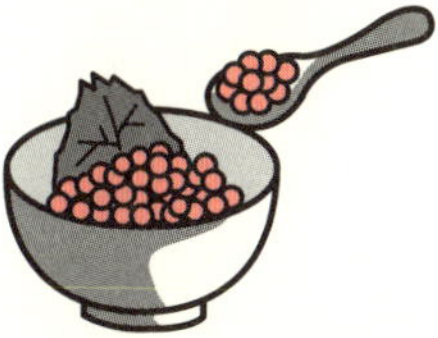

イクラ　0.8mg
すじこ　0.8mg

アスタキサンチンが最も豊富に含まれるのが紅鮭。アスタキサンチンは熱に強いので、煮ても焼いても失われる心配はない。ムニエルにしてオリーブオイルやお酢、レモンなどの柑橘類をかけて食べると、さらに効果が上がる。

復、黄斑変性症などの眼病予防、肌のかさつき防止といった美容面などにも効力を発揮します。さらに、糖尿病腎症の抑制に効果があるという報告もあります。

アスタキサンチンを最も多く含むのは紅鮭です。100gの切り身1枚に2・5〜3・5㎎も含まれています。推奨されているアスタキサンチンの1日の摂取量は3〜10㎎ですから十分な量といえます。たまに食べるのではなく、塩鮭や鮭そぼろなどをご飯と一緒に毎食30gほど食べるのが理想的ですね。

ほかにアスタキサンチンが多いのは、金目鯛、キンキ、甘エビなどです。ただし、金目鯛やキンキ、エビ、カニなどは、アスタキサンチンが皮や殻に多く含まれています。なるべく皮や殻付きで調理して、一緒に食べるといいでしょう。殻ごと食べる桜エビなどが特におすすめです。

注意点は、長く置かずに新鮮なうちに食べることです。アスタキサンチンは光や酵素に弱いため、長く保存すると肝心の抗酸化力が落ちてしまうからです。

34

羊肉、紅麹、こんにゃく、ホタテもコレステロール減少に効果

Ｑ ほかにコレステロールに効果のある食べ物は？

コレステロールを減らす特効食品は、まだまだあります。まとめていくつか紹介しましょう。

羊肉に多く含まれるＬ-カルニチンという成分は、ミトコンドリアが持つ脂肪燃焼作用を活発にしてくれます。Ｌ-カルニチンが不足すると、脂肪酸が細胞内のミトコンドリアに運ばれないため、運動をしても体脂肪が燃焼されないのです。

Ｌ-カルニチンは肝臓で合成される成分で、中性脂肪を減らしてくれます。加齢や飲酒によって肝機能が落ちると不足しがちになるので、羊肉でＬ-カルニチンを補充しましょう。

一般的な食材ではありませんが、**中国や沖縄の伝統的な健康食品である紅麹《べにこうじ》に含まれるスタチンという成分も、コレステロールを減らす効果があります**。サプリメントなどで販売されていますので、チェックしてみてください。

こんにゃくはサトイモ科の植物から作られる食品です。97%が水分で、3%がグルコマンナンという食物繊維です。ダイエット食品の原料としてもおなじみですね。グルコマンナンは腸内に入ると、腸内の有害物質や脂、不純物などを便として排出する働きをしてくれます。もちろん、胆汁酸も減らしますので、コレステロール調整の優等生といえます。

また、イカ、タコ、貝類にはタウリンという善玉成分が含まれています。タウリンは抗酸化作用が強いので、コレステロール値を下げるほか、疲労回復、肝機能回復にも役立ちます。ホタテは、貝類の中でもコレステロールが少ないのがいいところです。ビタミンB_2も含んでいますので、推薦したい食材です。

35

スイーツだって、選べばOK。ただしフルーツ系はご用心

！高カカオチョコレートやナッツ類はむしろおすすめ！

せっかくご飯のカロリーを減らしても、食後のアイスクリームやケーキ、スナック類を食べてしまっては、元も子もありません。しかし、甘いお菓子は厳禁！　なんて言っていたら、ストレスがたまってしまいます。

そこでズボラ人間におすすめなのが、カカオ含有率の高いダークチョコレート。そして食物繊維たっぷりのナッツ類や寒天ゼリーです。コレステロールを下げる効果も期待できておすすめです。

盲点といえるのが果物です。野菜のように積極的にとりたい食品だと思われがちですが、果物に含まれる果糖は意外とカロリーが高いのです。甘～い桃やメロン、パイナップルなどにご注意を。

36

トクホ（特定保健用食品）は厚労省お墨付きの優良食品

Q トクホって何ですか？

スーパーに行くと、特定保健用食品、いわゆる「トクホ」のマークが付いた商品が販売されていますね。ペットボトル飲料、ヨーグルト、納豆やガムなど多種多様です。はたして、トクホは本当に健康にいいのでしょうか？

特定保健用食品の定義を厚生労働省のホームページで見ると、「（体の）生理学的機能などに影響を与える保健機能成分を含む食品で、消費者庁長官の許可を得て特定の保健の用途に適する旨を表示できる食品です」と記載されています。**中には薬として利用されてきた成分が使われるようになったものもある、特定の効果をうたってもいいと認められた食品なのです。**

このマークが目印

第5章

無理なくできる「運動療法」で体質改善

37

つらくない！ズボラ体操でみるみる改善！

Q どんな運動が効果がありますか？

コレステロール値や中性脂肪値の改善に食事療法と並んで重要なのが、「運動療法」です。**運動をすれば単純に体重が減るだけでなく、体内の脂質代謝がよくなり、脂肪がつきにくい体質になります。**また、運動によって心肺機能が高まり、血行がよくなるため、内臓機能や脳の思考機能も改善されます。おまけに腰痛、ひざ痛などの関節痛予防にもなり、ストレス解消にも効果的です。

ここで紹介するのは、もちろんズボラ向け「覚悟も時間も、お金も不要」の、日常生活の中でひょいひょいできる程度の運動です。

「物足りない！」とさえ感じるかもしれませんが、コレステロール値を下げるにはこれで十分なのです。

現代社会は便利になり過ぎて、体を動かすことが減りました。オフィスでの仕事も、パソコンの前に座っているだけなんてことも。

その便利さが脂質異常症や糖尿病、高血圧などの生活習慣病に関連していることは間違いありません。そんなズボラ生活にズブズブに慣れ親しんでいる人が、いきなりハードな運動をしたところで続くわけがありません。足腰を痛めるのが関の山です。**まずはちょこちょこと体を動かし、活動量を上げることが先決です。**そのうえで運動習慣を身につけて、中性脂肪を減らすようにするのが結果的に一番早いのです。

中性脂肪、内臓脂肪はつきやすい代わりに、うれしいことに、「落ちやすい」という性質があります。少しの運動で成果が出れば、さらにやる気がわいてくるもの。まずは目標を決めて運動意識を高めましょう。脂質異常症の中でもHDLコレステロールを高めるベストの方法はウォーキングやストレッチなどのゆるい運動することです。どんな薬よりもよく効きます。

38

スポーツジム通いもしなくていい。今までより、30分多く動くだけ

！当面は、毎日でなくていい。週3回でいこう

運動によって消費する1日のエネルギーは150kcalが目安となります。体重が60kgの男性であれば、普通の速さ（5km／h）で5kmほどウォーキングをすると、ちょうど達成できる量です。

5km／hで5kmということは、1時間ですね。しかし、通勤など一般的な社会生活を送っていれば、この半分くらいのカロリー消費はしているものです。ですからほんの少しウォーキングをプラスするだけで、70〜80kcalはラクに消費できます。中性脂肪、内臓脂肪を最速で落とすには、ウォーキング、ジョギング、サイクリング、水泳などの有酸素運動が有効です。

なにもまとめて30分と考えなくていいのです。15分×2回とか、10分×3回

と考えましょう。通勤の往復で1駅歩く、昼休みにちょっと近所のコンビニまで散歩してみる、これでOKです。これなら続けられそうではありませんか?

当面は週に3回を目標に、4カ月でマイナス2kgの体重減を目指しましょう。4カ月で2kgなら1カ月で500gです。これくらいはズボラでもいけます。

魅力的な立ち方

横からチェック

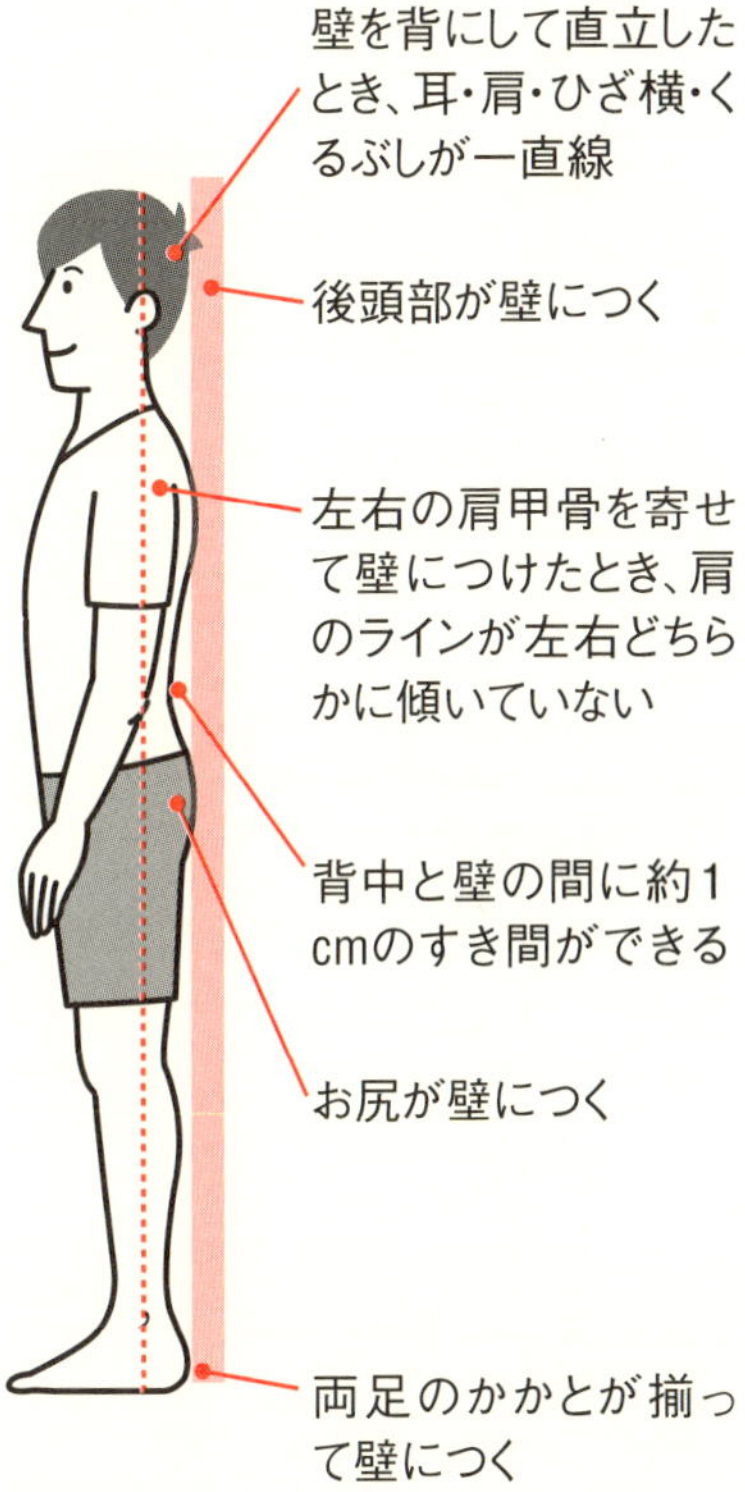
壁を背にして直立したとき、耳・肩・ひざ横・くるぶしが一直線
後頭部が壁につく
左右の肩甲骨を寄せて壁につけたとき、肩のラインが左右どちらかに傾いていない
背中と壁の間に約1cmのすき間ができる
お尻が壁につく
両足のかかとが揃って壁につく

魅力的な立ち方

正面からチェック

人間は左右対称のものに美しさを感じるようにできている。肩と腰、この2カ所だけ水平にキープするようにすれば、服だってカッコよく着こなせる！

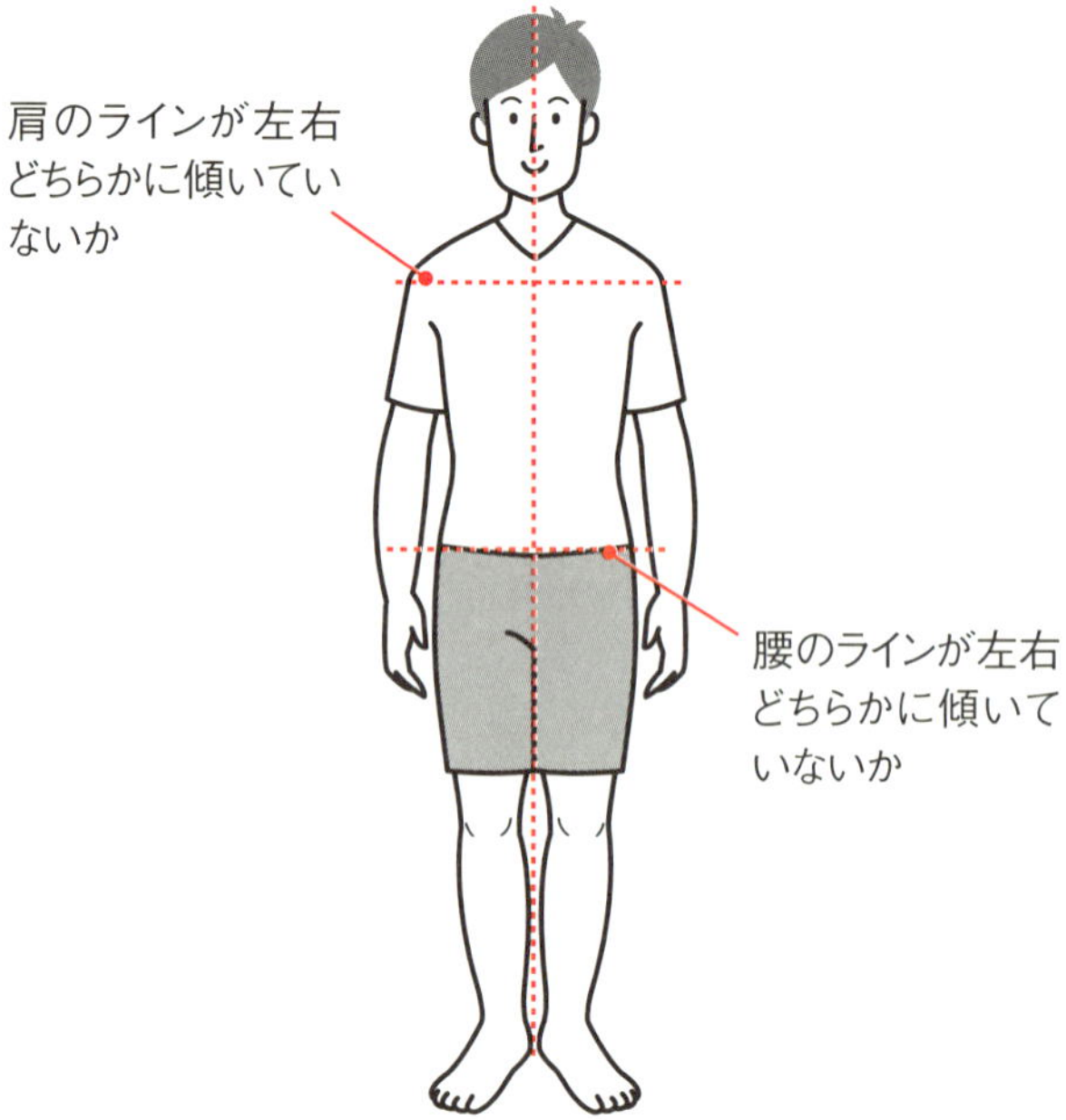

肩のラインが左右どちらかに傾いていないか
腰のラインが左右どちらかに傾いていないか

運動効果をアップさせる正しいウォーキングフォーム

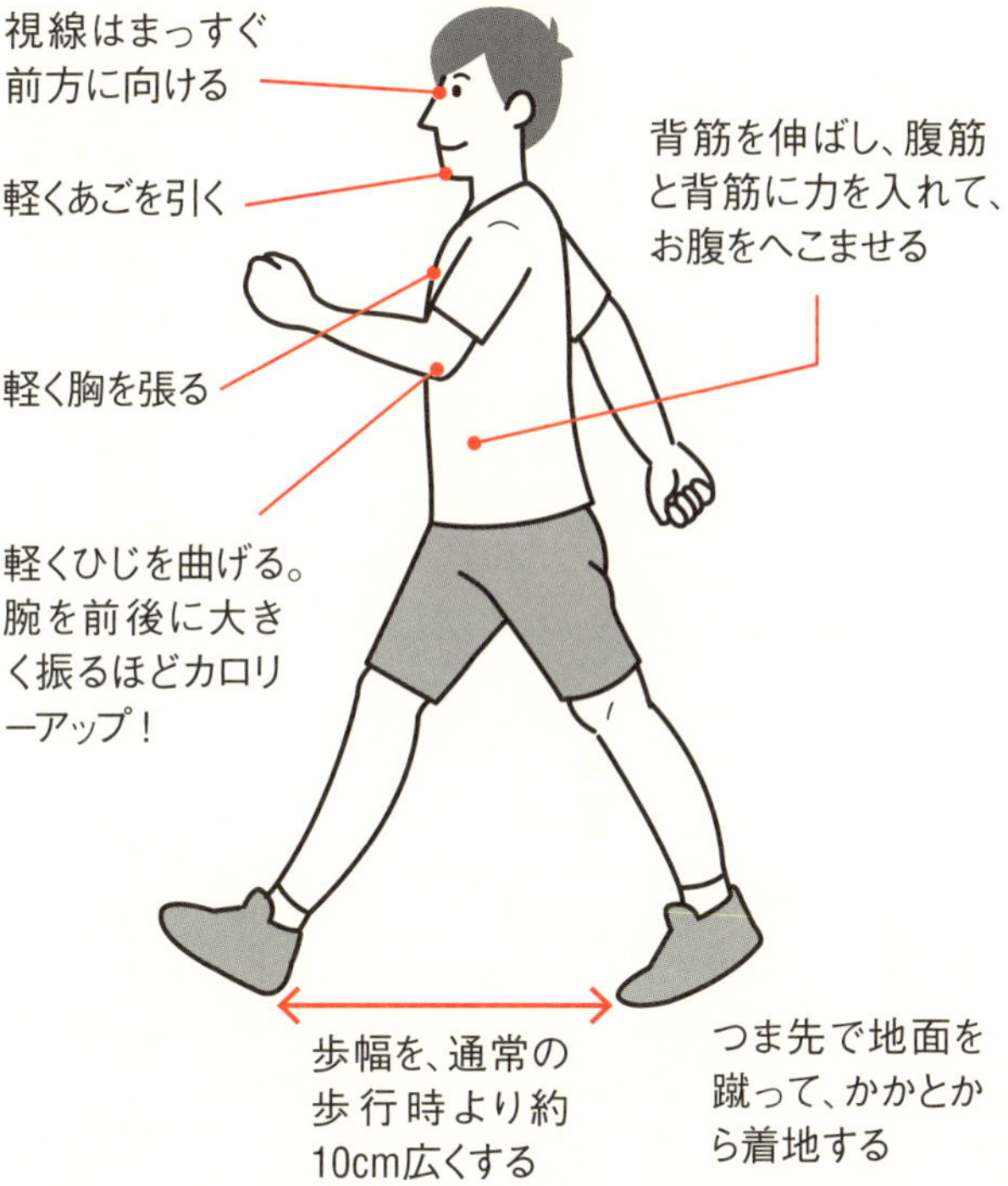
視線はまっすぐ前方に向ける
軽くあごを引く
軽く胸を張る
軽くひじを曲げる。腕を前後に大きく振るほどカロリーアップ！
背筋を伸ばし、腹筋と背筋に力を入れて、お腹をへこませる
歩幅を、通常の歩行時より約10cm広くする
つま先で地面を蹴って、かかとから着地する

39

軽いストレッチは関節の可動域を広げ、筋肉をしなやかにする

Q ズボラなストレッチはありませんか？

ストレッチはズボラにはピッタリの軽度の運動です。筋肉をゆっくり伸ばすことによって、硬くなった関節の可動域を広げ、筋肉を柔らかくする効果が期待できます。ウォーキングの準備体操にも最適ですよ。また、どこでもできる手軽さも利点です。デスクでもトイレでも、座りっぱなしの時間が長いと、エコノミー症候群のような血行障害を起こしてしまいます。1時間に1回はストレッチ体操で体をリフレッシュしてあげてください。

ストレッチの効果をグッと上げるにはコツがあります。それは、**息を止めないこと**。それだけ気をつければいいのです。また、**伸ばしている部位に意識を集中させること**です。

腰（後ろ）のズボラ・ストレッチ

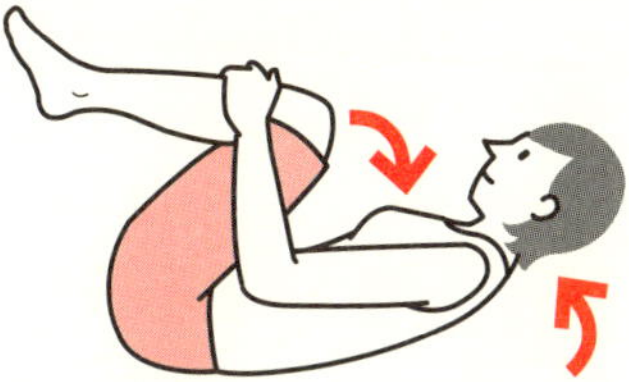

①
床に仰向けに寝て、両ひざを上げる。息を吐きながら、お尻を浮かせ、両手で抱え込むように両ひざをできるだけ胸の前に引き寄せる。できれば上半身も起こして、体を丸くする。この状態を20秒続ける。

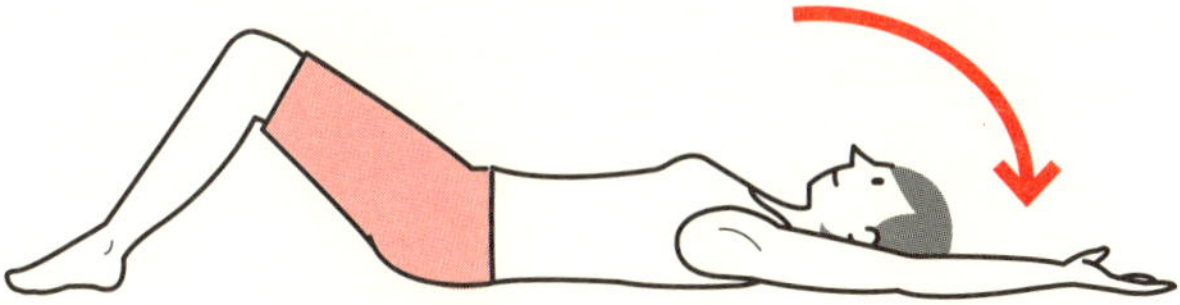

②
一度大きく息を吸って、息を吐きながら両手を一気に解き放ち、バンザイするように頭の上へ挙げ、両腕を床につける。同時にひざを曲げたまま足を下ろし、つま先を床につける。このとき、背中全体と後頭部も床につける。そこから、円を描くように両腕を回し、再び①のポーズに戻す。①～②の運動を6回繰り返す。

腰（横）のズボラ・ストレッチ

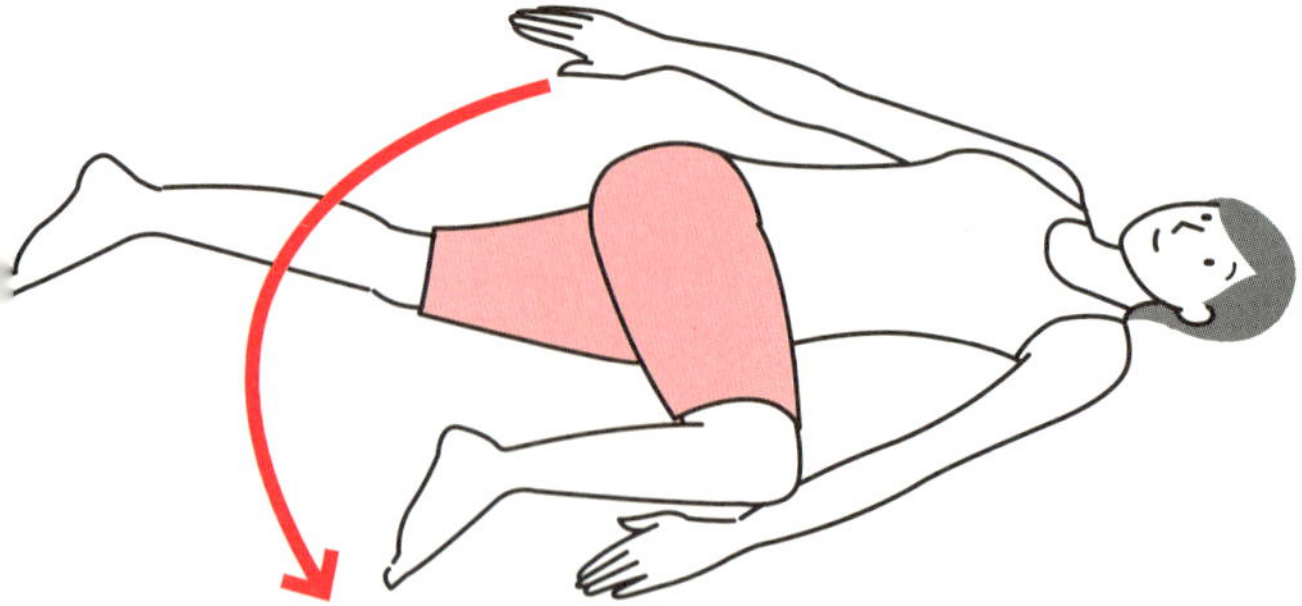

仰向けに寝て、両腕を少し広げて手のひらを床につける。両手・両肩がなるべく床から離れないように、息をゆっくり吐きながら右足を持ち上げて、右ひざを左足の外側の床につくように腰をひねる。そのとき顔は反対の右へ向け、この姿勢を20秒キープ。
左右各20秒行う。

ハムストリングのズボラ・ストレッチ

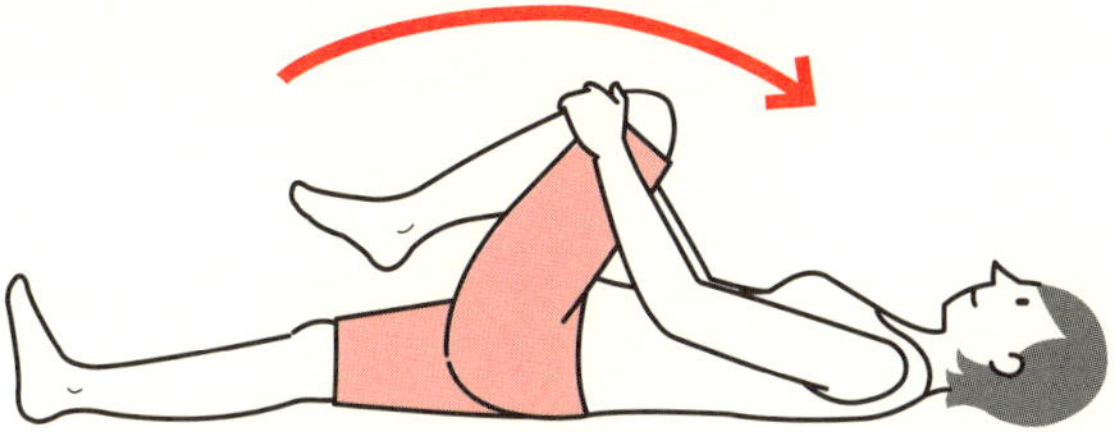

床に仰向けに寝て、左ひざを曲げて両手で抱え、息を吐きながらひざを胸元にゆっくりと近づける。このとき、伸ばしたほうの右足が床から離れないように気をつける。左足を戻し、右足でも同じ動作を行う。左右で20秒ずつ。

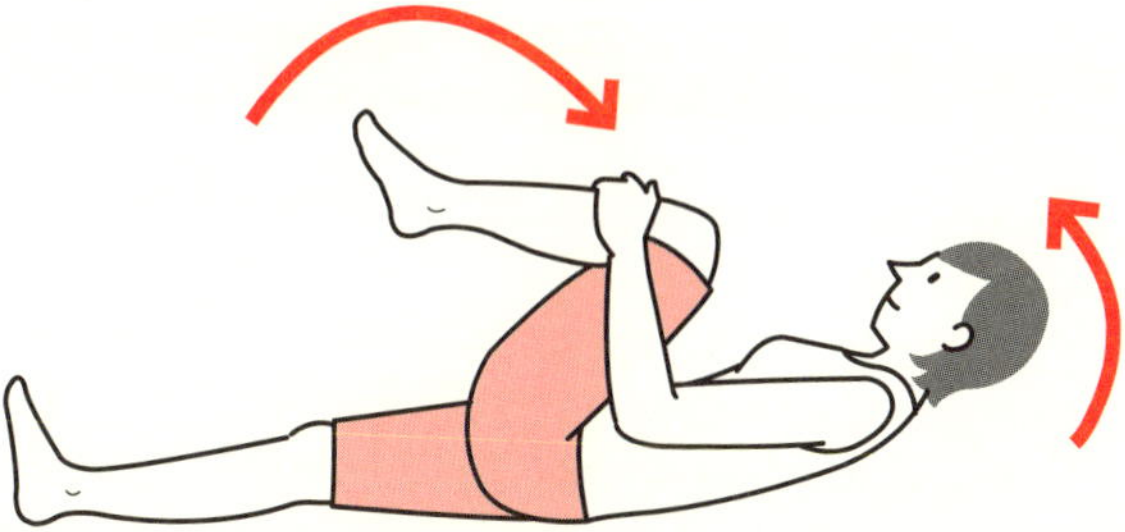

床に仰向けに寝て、左ひざを曲げて両手で抱え、背中を丸めて離す。上半身を持ち上げる。伸ばしたほうの右足は床から少し離す。息を吐きながら左ひざを胸元に引き寄せる動きを6回。右足でも同様の動作を6回繰り返す。

背中のズボラ・ストレッチ

あぐらをかいて座る。胸の前で大きなボールを抱えるように、背中を丸め、ひじを伸ばさずに両手を組む。息を吐きながら両手を前に伸ばして、手と背中を互いに遠ざけるようにして伸ばす。息を吐きながら20秒キープ。

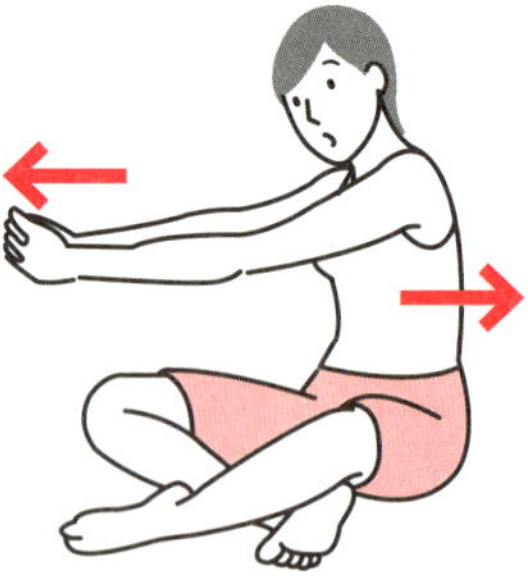

胸のズボラ・ストレッチ

あぐらをかいて座る。両手を背中の後ろで組む。息を吐きながら胸を張り、両手を下後方にグーッと伸ばす。一度息つぎをしてから、この姿勢を20秒間キープ。

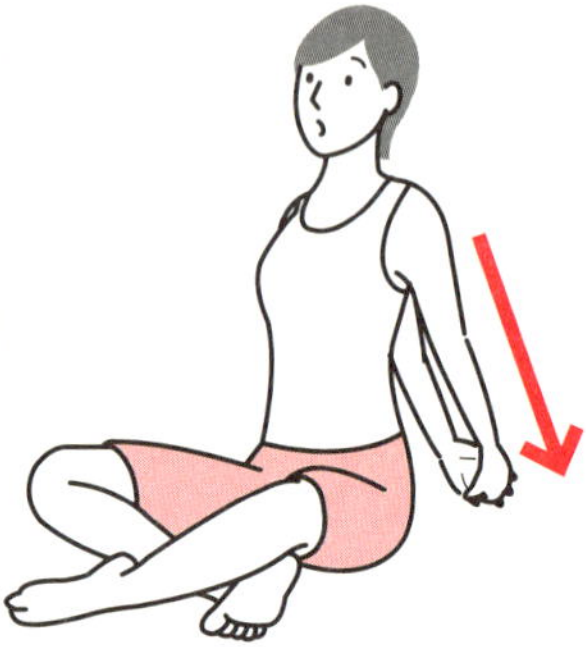

お尻のズボラ・ストレッチ

床に両ひざを立てて座る。お尻の後方の床に両手をついて上体を倒す。この状態で、右足を左ひざの上にのせ、20秒キープしたら元に戻す。反対側も同様に。

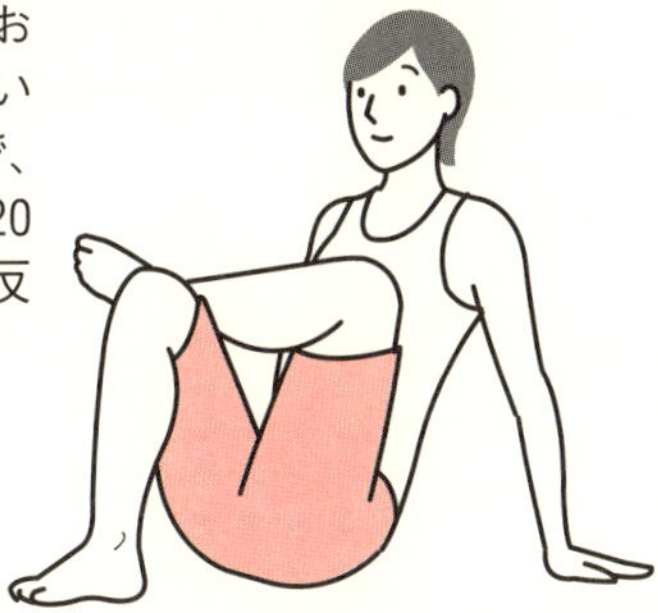

前太もものズボラ・ストレッチ

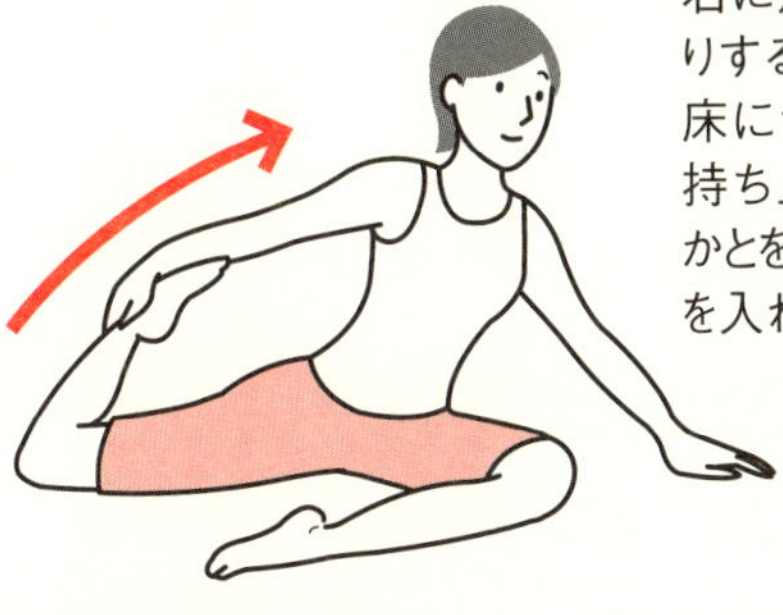

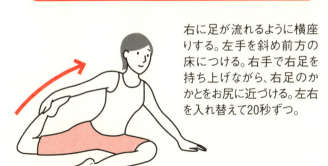

右に足が流れるように横座りする。左手を斜め前方の床につける。右手で右足を持ち上げながら、右足のかかとをお尻に近づける。左右を入れ替えて20秒ずつ。

40

筋トレは内臓脂肪の減少効果がすごい！

Q 腹をへこませる筋肉トレーニングは？

余分な脂肪を減らして引き締まった体を作るためには、有酸素運動とともに無酸素運動である筋肉トレーニングをすると効果的です。特に腹筋を鍛えると、内臓脂肪をグングン燃焼させることができます。

筋肉は運動をしていないときでもエネルギーを必要とするため、筋肉がつくと基礎代謝が上がり、それだけで太りにくい体質になります。ただし、運動をやめると筋肉は落ちてしまいますので、運動を継続することが大切です。

ここでは、最近、注目されているインナーマッスル、つまり体幹を鍛える筋肉トレーニングを紹介します。動作に合わせて呼吸をしながら、反動をつけずに行うことがポイントです。

たるんだ腹を引き締める 最強のズボラ・筋トレ

腹横筋は、腹部の深部にあるインナーマッスルのひとつで、体幹を固定し、内臓を正しい位置に収める役割を持つ筋肉。事前にストレッチをする必要もなく、仰向けに寝たままの姿勢で無理なく鍛えることができるので、もっともおすすめです。

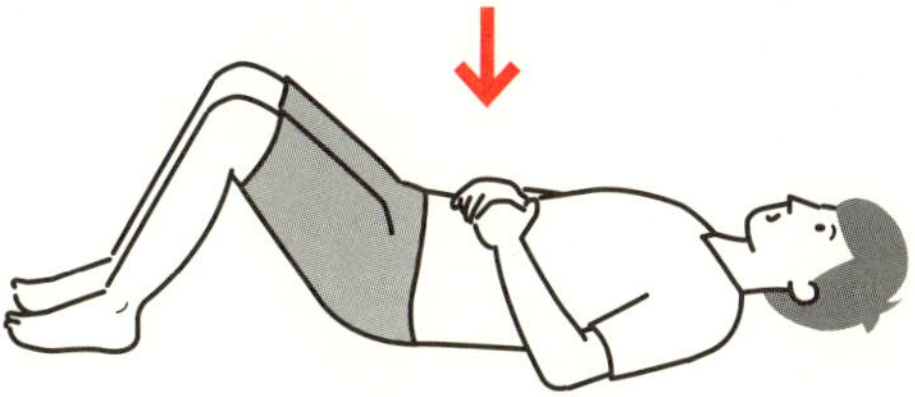

① 仰向けに寝て、両ひざを立て、両手をお腹の上に重ねる。全身の力を抜いてリラックスした状態を保つ。

② 腹式呼吸で長く息を吐きながら、おへその辺りをへこませる。

③ 息を吐ききったらお腹の力を一気にゆるめる。次に鼻からゆっくり息を吸い込み、お腹をふくらませる。

④ お腹の上に置いた手で腹筋の動きを確認しながら②～③を10回繰り返す。

下腹のズボラ・筋トレ

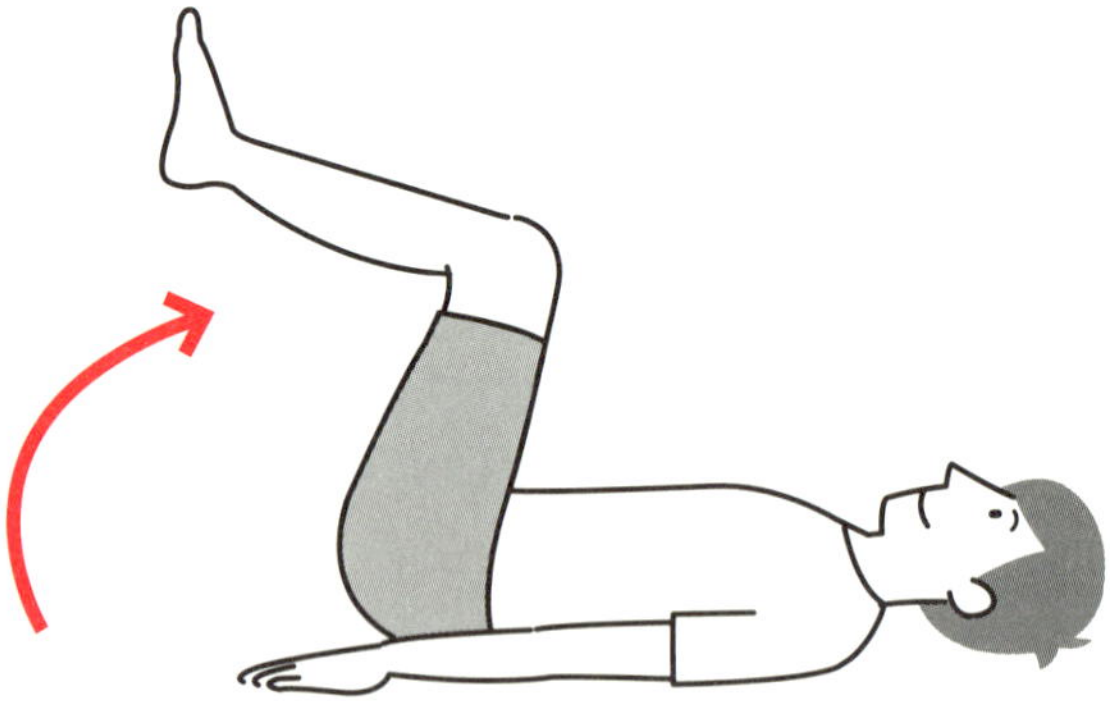

仰向けに寝て、両手をまっすぐ伸ばし、手のひらを下に向けて床に置く。ひざを軽く曲げた状態で両足を上げる。息を吐きながら、両手で床を押さえ、骨盤を手前に引き寄せるようなイメージでゆっくりお尻を持ち上げる。10回。

ズボラ・筋トレ（初級）

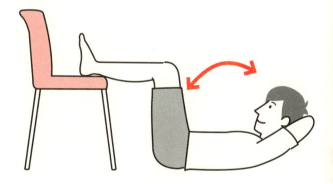

イスを使う、ゆるめのトレーニング。仰向けに寝て、両足をイスの座面にのせ、あごを引き、両手を頭の後ろで組む。息を吐きながら、2秒かけてゆっくりと上体を持ち上げる。息を吐きながら、また2秒かけてゆっくり元に戻す。10回。

ズボラ・筋トレ（中級）

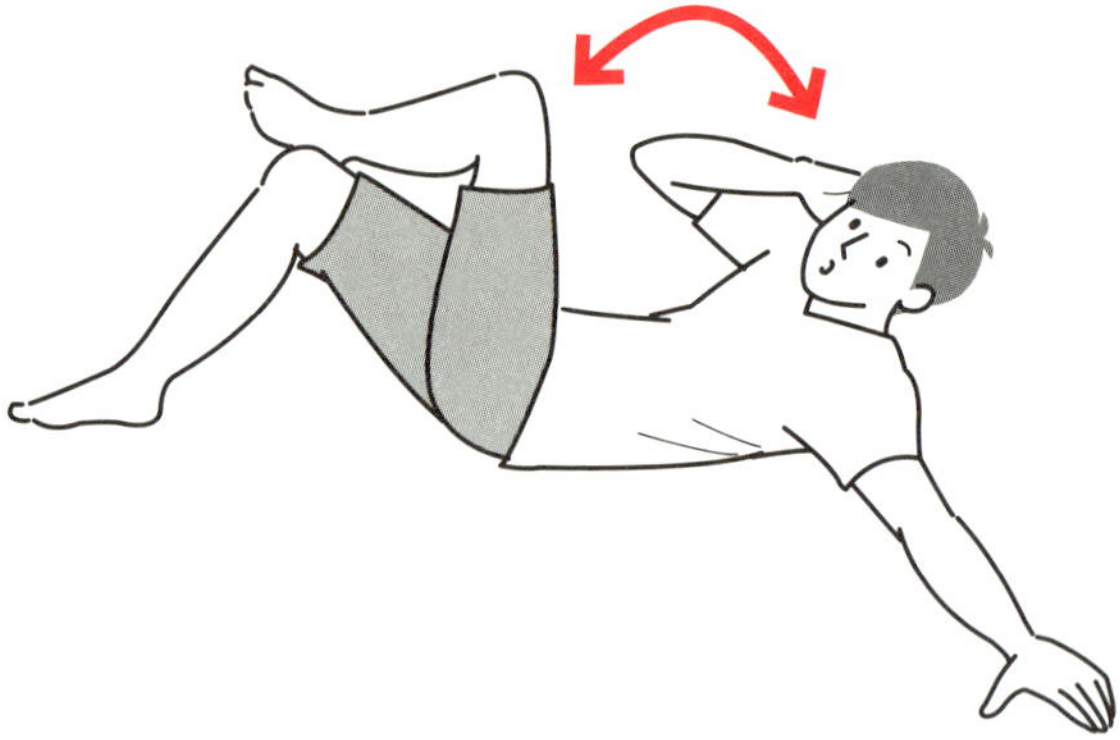

仰向けに寝て、右ひざを立て、左足を右ひざの上にのせる。左手を床の上にまっすぐ伸ばして手のひらを床面につけ、右手は後頭部にあてがう。左手で床を押しながらゆっくり右側の上体を起こし、右ひじを左ひざに近づけたら、ゆっくりと元に戻す。左右10回ずつ。

腹筋と内ももを同時に鍛える ズボラ・筋トレ

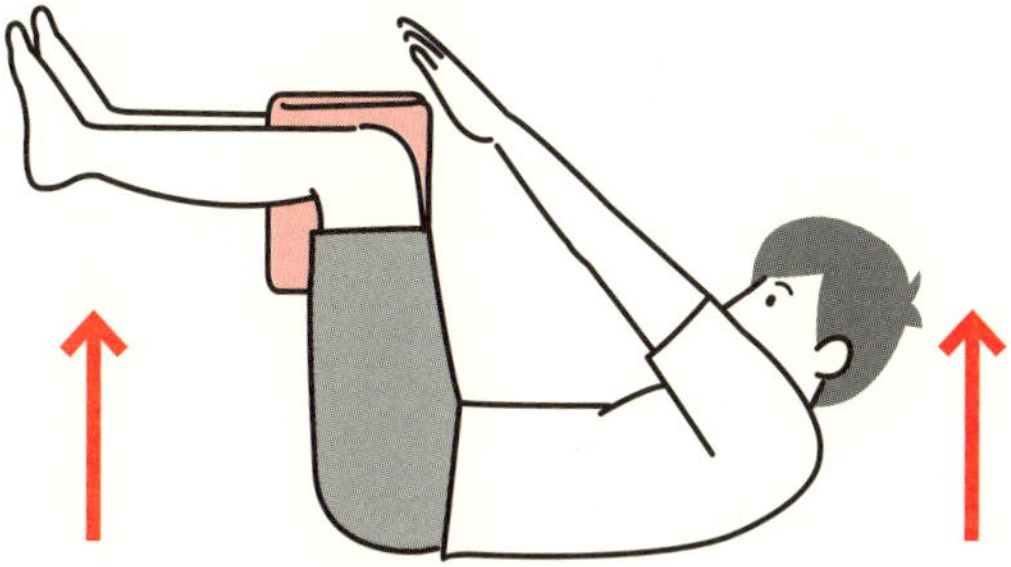

仰向けに寝て、ひざの間にたたんだタオルを挟む。ひざを直角に曲げて持ち上げる。両手をひざのほうにまっすぐ伸ばし、太ももに力を入れたまま上体を持ち上げる。このとき足を動かさないこと。
息を吐きながら2秒かけて上体を起こし、息を吸いながら2秒かけて戻す動作を10回。

41

通勤電車、家事でもズボラ・エクササイズを取り込もう

Q 家や会社でできるエクササイズは？

1日30分の運動の時間がとれない超忙しい人のために、通勤や家事の時間を使った体操を紹介しましょう。

まず、電車の中では座らずに、なるべく立つようにしましょう。吊り革につかまりながら、背筋を伸ばして立ち、つま先立ち運動を行います。これはふくらはぎを鍛える効果があります。ふくらはぎは、下半身にたまった血液を心臓に送り返すポンピング運動をしています。しっかり鍛えて血流を良好に保ちましょう。オフィスワークの人なら、肩を回したり、下肢を伸ばしたりする運動を取り入れましょう。1時間に1回行うといいですね。こうして少しずつ日常生活で体を動かすことが肥満解消につながります。

家でも通勤中でもふくらはぎの筋トレ

毎日の通勤電車の中でやるだけ。

ほんの数分間をトレーニングに当てるだけで、たるんだお腹を引き締めることができます。

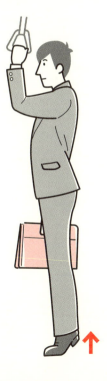

吊り革を持ち、肛門を締めてお腹に力を入れて立つだけでも腹筋と足の筋肉を鍛えることができる。このとき、かかとを浮かせてつま先立ちをすれば、下半身の筋力がいっそうアップ。これを2分間、4～5回行う。電車の発着時や揺れが大きいときは避けること。

肩とふくらはぎのズボラ・ストレッチ

肩

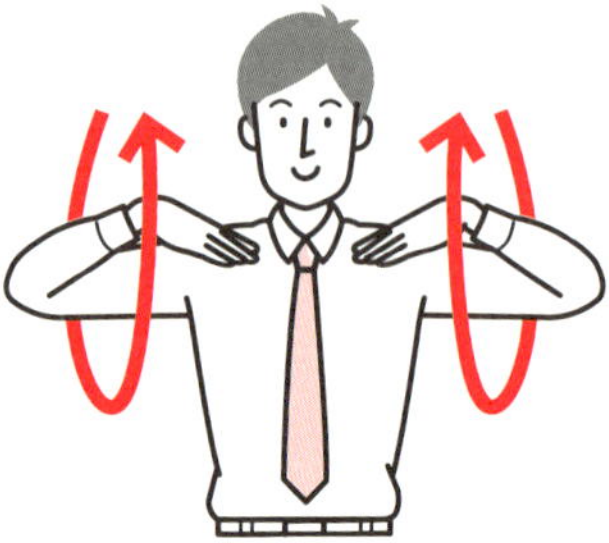

両上腕を肩と水平になる高さまで持ち上げる。ひじから先は力を抜き、両ひじをサッカーボール大の円を描くように前方向に20秒回す。次に後ろ方向に20秒。肩甲骨が動き、肩の周辺にある大きな筋肉を動かすことで代謝が上がる。

ふくらはぎ

第2の心臓とも呼ばれるふくらはぎをストレッチすることで、下半身の血行を促進させる。アキレス腱伸ばしの要領で足を前後に開き、後ろ足のかかとが床から離れない程度に、前に踏み出したほうのひざを曲げる。両手は前足のひざの上に置き、視線はまっすぐ前に。

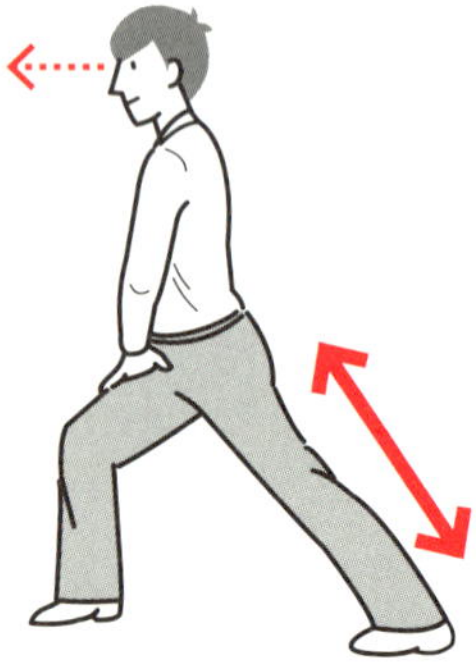

家事をしながらズボラ・筋トレ

キッチンで炊事や後片づけをしながらでも下半身の筋肉を鍛えることができます。

レッグカール

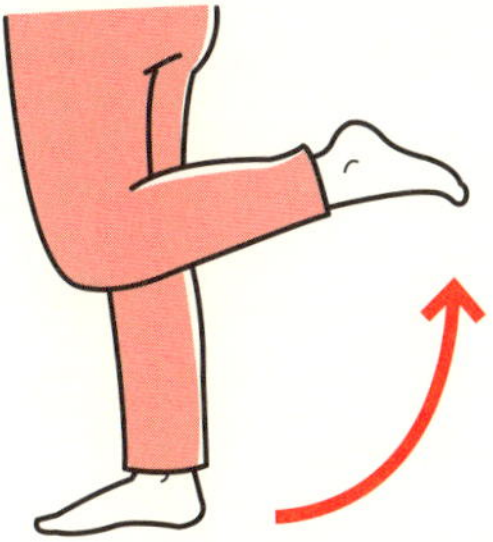

背筋を伸ばして立ち、片方の足のかかとをゆっくりとお尻に近づけ、ゆっくりと下におろす。太ももを動かさず、ひざの下だけを動かすことがポイント。左右の足を交互に10回ずつ行う。

掃除をしながら下半身強化

足を前後に大きく開いて腰を落とし、前かがみにならず、常に背筋を伸ばした正しい姿勢でモップがけや掃除機がけをする。前に踏み出す足やモップや掃除機の持ち手を替えると、左右のバランス感覚がアップし、体幹部が鍛えられる。

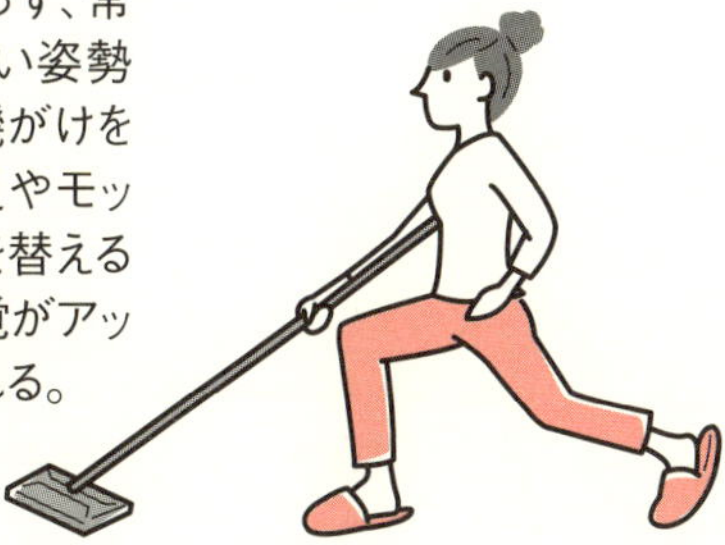

42

ツボ押しで体脂肪を燃焼させる

Q 数千年の歴史があるツボ押しの効用はいかに？

東洋医学では、体を健康に保つためのエネルギーを「気《き》」と「血《けつ》」としてとらえ、これらが「経絡《けいらく》」という道を通って全身に走っていると考えています。また、経絡は主なもので12本あり、その途中にたくさんのツボがあります。ツボは360以上もあるといわれています。

本格的にツボ押しを習得しようとすると専門家の指導が必要ですが、本書では誰にでもできる初歩のツボ押しを紹介します。

耳のツボはいずれも、親指と人差し指でツボの周辺をつまみ、人差し指を押し込むように刺激します。3秒押して1秒休む、というリズムが基本です。1回に刺激するツボは3つまで。食事・入浴の前後1時間と飲酒時は避けます。

スルスルやせる耳ツボ

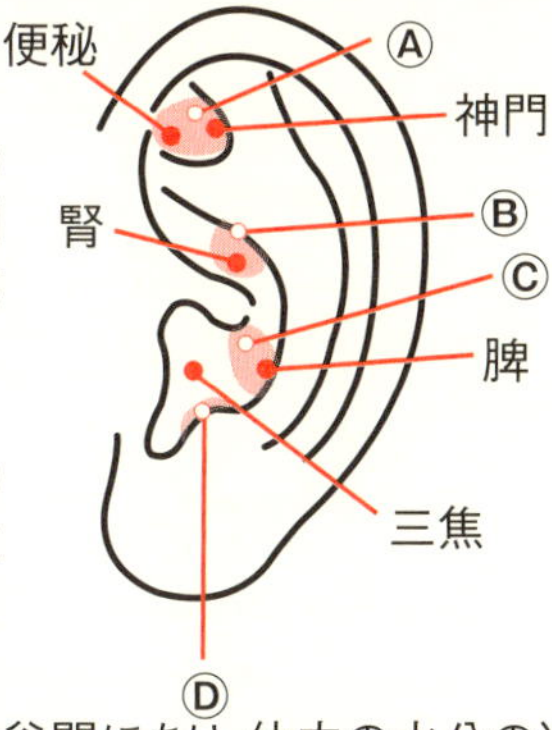

神門《しんもん》 耳上部のくぼみの中央よりやや外側にある。ダイエット中の空腹感やイライラを抑える。

便秘《べんぴ》 耳上部のくぼみの中央よりやや内側にある。肥満改善に効果がある。

腎《じん》 耳中央の隆起部の谷間にあり、体内の水分の巡りをよくし、むくみの解消などに効果がある。

脾《ひ》 耳たぶの上にあるくぼみの中央にある。消化器の働きを整え、むくみの解消などに効果がある。

三焦《さんしょう》 耳たぶの上にあるくぼみの内側下方にある。内臓器官を整え、消化を助けてお腹の張りを解消。

Ⓐ…耳ツボダイエットの最重要ポイントとなるゾーン
Ⓑ…下腹のでっぱりが気になる場合に刺激するゾーン
Ⓒ…上腹のでっぱりが気になる場合に刺激するゾーン
Ⓓ…お腹全体がでっぱっている場合に刺激するゾーン

肥満細胞を攻撃するツボ

やせるツボの基本は「大横」

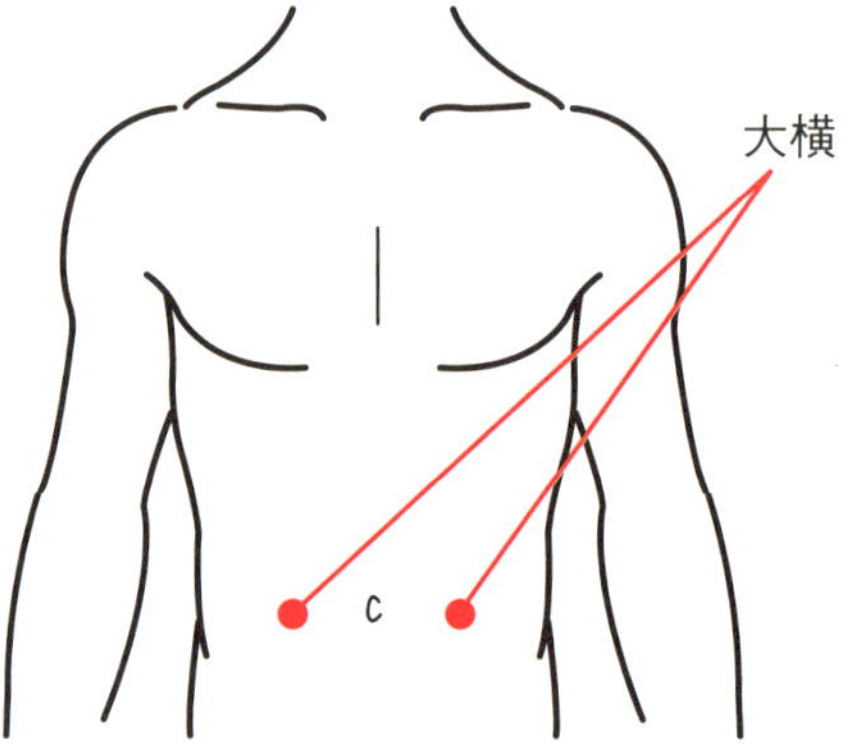

大横《だいおう》 へそを中心に両側へ指5本分離れたところにある。

刺激法

親指の腹で体の中に置くくらい押し込む。3秒押して1秒休むを3分間行う。

その後、つまようじを10本束ねて、やや強めに20回叩く。

効果がある症状

肥満改善、代謝促進、お腹の張りの解消、便秘・下痢の改善。

だるさ、倦怠感のある人は「大横+足三里」

足三里《あしさんり》　ひざ下のすねの上にある骨の出っ張りから外側に向かって指3本のところにある。

刺激法
親指の腹でやや強く押し込む。

効果がある症状
肥満改善に効果がある。また、だるさ、胃腸の不調、免疫力低下、胃下垂の改善、ストレス緩和。

内臓脂肪が多い人は「大横+豊隆」

豊隆《ほうりゅう》　外くるぶしとひざの皿の外側にある。くるぶしの中間あたり。

刺激法
つまようじを10本束ねて、尖ったほうでやや強めに20回叩く。

効果がある症状
肥満改善、食欲抑制、体の重さやむくみ、ベトベト便の改善。

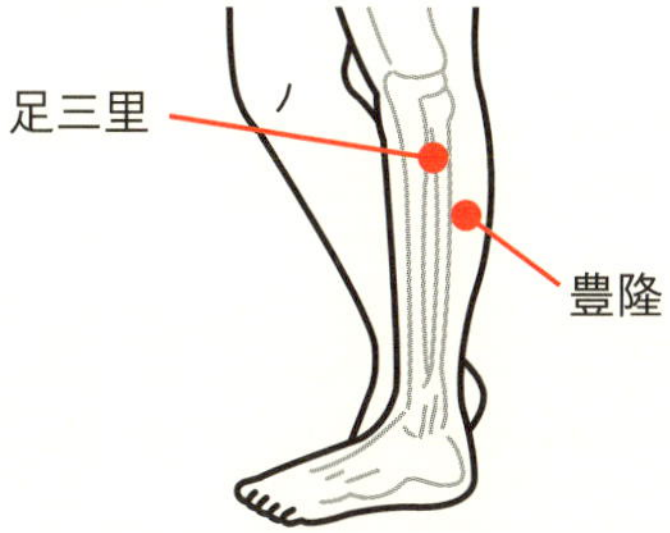

食欲を抑えるツボ

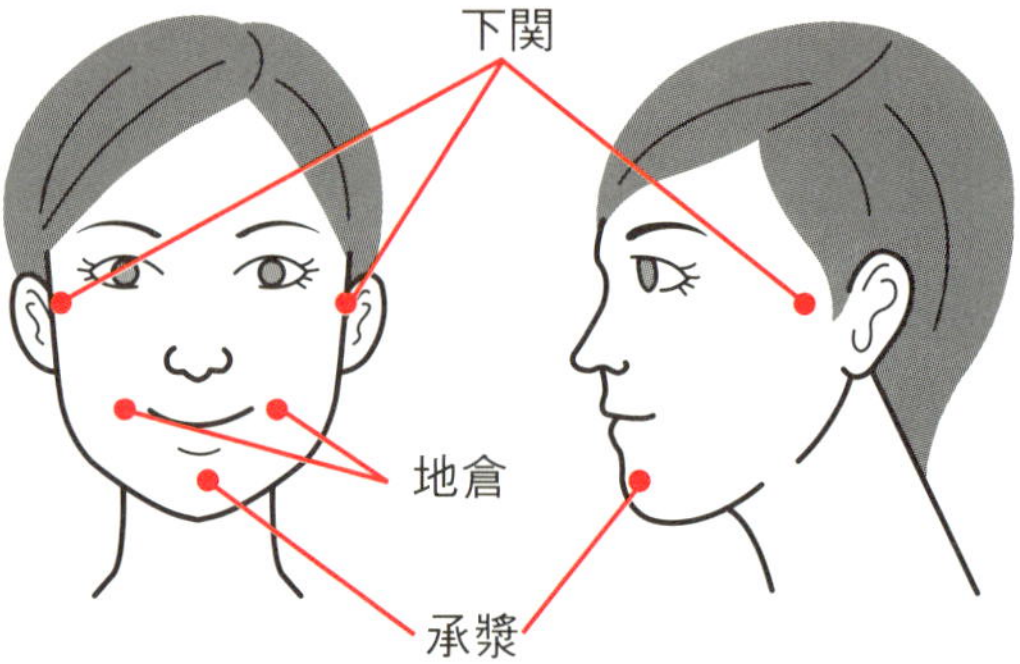

下関《げかん》　頬骨の下のフチにある。押すとへこむところ。

刺激法…人差し指、中指、薬指を揃え、10円玉ぐらいの円を描くように軽く刺激する。5秒に1回、中指の先で「下関」を3分間、垂直に押し込む。

地倉《ちそう》　口角（唇の横）から外側へ指半分のところ。

刺激法…口を軽く閉じ、中指の先で小さな円を描くように刺激する。5秒に1回ほど押し込みながら3分間行う。

承漿《しょうしょう》　顔の正中線上の唇の下側とあごの中間あたりにある。押すとへこむところ。

刺激法…中指の先で垂直に押し込む。

43

家事は簡単にできるエクササイズの第一歩

Q 家事をしながらできるエクササイズは？

意識的に行う運動と、日常生活で体を動かして消費するカロリーを合わせて、1日150㎉を目標にしましょうと前述しました。140ページの表は、家事などで使うエネルギーを示しています。

皿洗いや風呂掃除、庭の草むしりなどをするだけで、かなりのカロリーを消費していることがわかります。男性も休日には積極的に家事を手伝ってはいかがでしょうか。家族にも喜ばれること、受け合いです。

また、料理や食材の準備では51㎉の消費が期待できます。料理は立ち仕事なので、思いのほか体を動かします。頭の訓練にもいいと聞きます。上手にできると達成感もありますので、ぜひ休日の趣味に加えてください。

日常生活で消費するカロリー量

ちょっとした作業が、思いのほかカロリーを消費していることがわかります。

	行動	所要時間	体重		
			55kg	65kg	75kg
通勤時間中	歩く（往復の1駅間を大股歩きで）	10分	29kcal	34kcal	39kcal
通勤時間中	自転車に乗る（16.1km/h以下）	15分	43kcal	51kcal	59kcal
家事の時間中	アイロンがけ	15分	19kcal	22kcal	26kcal
家事の時間中	掃除機をかける	10分	24kcal	28kcal	33kcal
家事の時間中	よつんばいでの浴室掃除や床磨き	10分	27kcal	32kcal	37kcal
家事の時間中	料理や食材の準備	30分	43kcal	51kcal	59kcal
家事の時間中	皿洗い	15分	22kcal	26kcal	30kcal
趣味の時間中	庭の草むしり	15分	19kcal	22kcal	26kcal
趣味の時間中	犬のシャンプー	10分	24kcal	28kcal	33kcal
趣味の時間中	犬の散歩	10分	27kcal	32kcal	37kcal
趣味の時間中	日曜大工	30分	43kcal	51kcal	59kcal
趣味の時間中	軽いストレッチ	15分	22kcal	26kcal	30kcal

44 ストレスはコレステロール減の大敵。趣味ですっきり発散しよう

Q ストレス解消法のおすすめは?

生活習慣病の悪化原因として、ストレスが挙げられます。特にコレステロール値にはダイレクトに関与することがわかっています。

ストレスがコレステロールを増やすメカニズムには、2つの理由が考えられます。

まずひとつ目の理由は、ストレスを感じることによって起こる次の連鎖によるものです。脳の視床下部でストレスを感じると、交感神経が刺激されます。すると副腎髄質でカテコールアミンという物質が分泌され、血管が収縮します。その結果、活性酸素が発生し、酸化LDLが増加するのです。また、血管収縮に伴い、血圧や血糖値も上がってしまいます。

もうひとつの理由は、ストレス中枢の視床下部から下垂体を刺激するホルモンが分泌され、それによって下垂体から副腎皮質を刺激するホルモンが分泌され、副腎皮質からコルチゾールが分泌されることによります。コルチゾールは血中の遊離脂肪酸を増やし、肝臓でコレステロールと脂肪に変わるのです。コルチゾールはストレスホルモンとも呼ばれ、ストレスの程度を知るためにコルチゾールの測定が行われます。また、ストレスの増加は食べ過ぎや飲み過ぎにもつながりますね。

ストレス解消には、仕事を忘れることができる趣味を持つのが一番です。それがハイキング、サイクリング、釣りなど、野外での活動なら申し分ありません。旅行もいいですね。知的好奇心が刺激され、脳の血流もよくなります。街歩きのあとに温泉に浸かれば、積もり積もったストレスが解消すること間違いなし。映画やテレビドラマを観て、笑ったり泣いたりするのもおすすめです。自律神経が正常に戻り、ホルモンバランスがよくなります。日曜大工、ガーデニング、楽器演奏、手芸など、どれもグッドです。

ストレス解消におすすめの活動は？

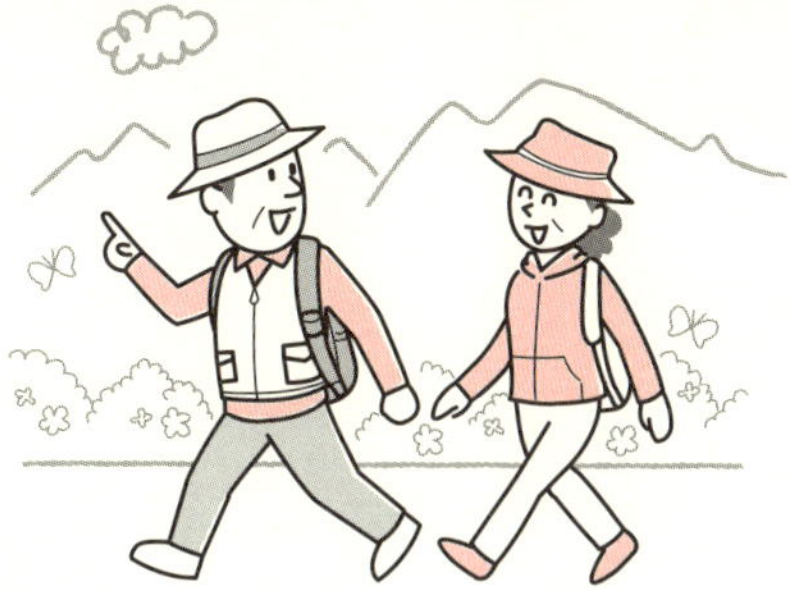

野外

・ハイキング
・サイクリング
・釣り
・温泉

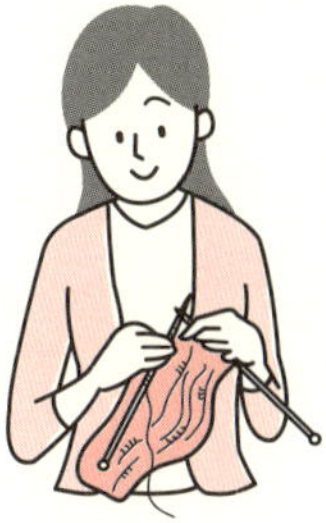

室内

・テレビ鑑賞
・手芸

庭

・日曜大工
・ガーデニング

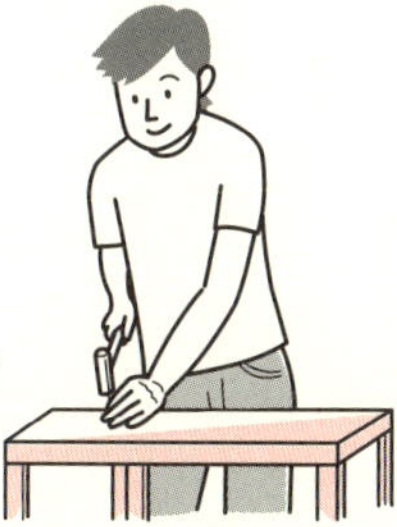

45

深く心地よく眠って体のリズムを正常に保つ

Q 上質な睡眠のとり方は？

人間の体のリズムは、太陽の動きと深い関係があります。太陽の光を受けるとメラトニンという睡眠ホルモンの分泌が抑制されて、体が目覚めて活動的になり、暗くなると（13～14時間後）メラトニンが分泌されて眠気が訪れます。この周期は、体内時計によりコントロールされています。これを概日リズム、あるいは体内リズムと呼びます。**体内リズムに従った生活をしていると、ホルモンバランスが保たれ、体調もよくなります。**

逆に、夜遅くまで起きていたり、昼近くまで寝ていたりするような昼夜逆転の生活をすると、自律神経が乱れ、コレステロール値も上がってしまいます。シフトワーカーなど、仕事の性格上、避けられない場合は仕方ありませんが、いたずらに夜ふかしをするのは控えてください。

健康のためには、1日7〜8時間の睡眠がベストといわれています。しかし、忙しい生活を送っていると、コンスタントにそれだけの睡眠時間を確保するのは容易ではありません。**せめて、睡眠の質を上げるように工夫をしましょう。**

ベッドに入る1〜2時間ほど前にぬるめのお風呂に入ると、入眠がよくなるといわれています。入浴は血圧を下げ、体温を上昇させる効果があります。お風呂から出ると体温が徐々に下がり始めますが、下がり切らないうちに布団に入ると、再び体が体温を上げようとしてよく眠れるのです。軽いストレッチや、アロマや音楽が効果的、という人もいます。いろいろと試して、自分に合った方法を探してみましょう。

逆に寝酒を飲み過ぎるのはよくありません。また、お風呂も熱すぎると逆効果です。ブルーライトも睡眠を妨げます。スマートフォンやパソコン、液晶テレビ、LED照明など、ブルーライトを発する電子機器が増えているので要注意です。

46

心筋梗塞予防には、こまめな給水が欠かせない

Q どんなときに水分をとったらいいですか？

人間の体の60％は水分でできています。血液の約50％も水分です。体内の水分を適正に保つことが、健康につながります。

汗をかいたり利尿作用が強まって脱水症状になると、血液中の水分が不足し、血液が濃い状態になります。

コレステロールや中性脂肪値が高い人は、血栓ができやすくなり、心筋梗塞や脳梗塞の発作の心配が高まります。脳梗塞が早朝に起こりやすいのは、睡眠中に水分が失われることが一因と考えられます。

のどが渇くのは、すでに水分がかなり不足している証拠です。のどが渇く前に水分を補給するようにしましょう。

一日の生活の中で、汗、尿、呼吸などにより失われる水分は約2・5ℓといわれています。したがって、同量の水分を補給する必要があります。

一般的な食事で取り込める水分は、約1ℓほどです。そのほかに、たんぱく質や炭水化物の代謝によって、0・3ℓほどの水分が体内で作られます。**残りの1・2ℓを、飲み物からとることになります。**

睡眠中は思いのほか、汗をかいていますので、起床時にコップ1杯の水を飲むようにしましょう。入浴前、食事前、就寝前にも意識的に水分補給をしておくと安心です。

また、運動をしたり、お酒を飲んだりしたときは、さらに水分が必要になります。夏の暑い日は、熱中症対策も含めてこまめな水分補給が望まれます。

しかし、あまり水分をとり過ぎると、血液中の水分が増え過ぎて血圧を上げる原因になります。一度に1ℓ以上の水を飲む水飲み健康法は、あくまで健康な人のためのものです。血圧が高めの人、腎臓の悪い人、心臓の悪い人は控えてください。

47

生活習慣病予防は、禁煙から始めよう

Q たばこの体に対する影響は？

脂質異常、高血圧、高血糖を三大生活習慣病と呼びます。生活習慣病は痛みなどの自覚症状がないため放置され、知らないうちに動脈硬化を進行させます。その結果、脳梗塞、心筋梗塞などの血管病を発症するのです。

この生活習慣病を加速させるのが喫煙です。**たばこに含まれる有害物質には、活性酸素を増やす強烈なパワーがあります。**たばこは血管壁のコラーゲンを破壊しますので、喫煙を続けると血管壁は着実にもろくなります。血管壁に入り込んだ悪玉のLDLコレステロールが酸化されると、粥《じゅく》状のプラークに成長。プラークは血管を狭め、破裂すると血栓となります。これが動脈硬化のメカニズムです。

日本動脈硬化学会の「動脈硬化性疾患予防ガイドライン」には、喫煙者の心筋梗塞による死亡リスクは、たばこを吸わない人の4・25倍と報告されています。

また、動脈瘤《りゅう》もできやすくなり、くも膜下出血など脳出血の原因にもなります。さらに、たばこには発がん性物質も含まれています。

喫煙には百害あって一利なし。即刻、禁煙することをおすすめします。

近年、受動喫煙という言葉が一般的になりました。本人が吸わなくても家族や同僚が吸っていると、流れてくる煙を吸い込んで、たばこを吸っているのと同じリスクを受けてしまうのです。ある調査によると、火のついた部分から発生する副流煙のほうが、タール、ニコチン、アンモニア、一酸化炭素といった有害物質が多いそうです。**家族が大切なら、たばこはすぐにやめましょう。**

自分の力でたばこをなかなかやめられない人のために、禁煙外来を設けている病院もあります。患者さんに合わせたプログラムを用意していますので、一度、門を叩いてみるのもいいでしょう。

48

測るだけで不思議と改善。体重計測、血圧計測を習慣にしよう

Q 記録するだけで数値が改善するって本当？

食事のカロリーを下げる、塩分を減らす、ちょこちょこ動く、姿勢を正しくするなど、広い意味で生活習慣の改善を提案してきました。どれも過度に行うと逆効果だったり、続かなかったりするものです。いつも心のどこかで食事や運動を意識しながら、無理なく続けるのが一番です。

意識を高めるための最高のグッズに、体重計があります。コレステロールや中性脂肪を減らしたいと考えているなら、毎日、体重を測ることをおすすめします。最近のスマート体重計にはＢＭＩ、体脂肪率、内臓脂肪レベル、皮下脂肪率、さらには基礎代謝、体年齢まで測ってくれるものもあります。精密な数値とはいえませんが、目安として活用できます。

大切なのは、測った値を記録すること。これは、食事と体重を毎日記録するだけで、自然と太りにくく痩せやすい生活習慣が身につく「レコーディングダイエット」と同様の考え方です。記録することによって、意識が高まり、モチベーションも上がります。専用のノートを作って書き込むのでもいいですし、最近ではスマートフォンのアプリを活用する人も増えています。通院するときは、その記録を先生に見てもらいましょう。健康診断と併せて記録していくようにしましょう。

体重計と並んで、血圧計も健康管理には欠かせないアイテムです。

以前は病院で測る血圧が基準でしたが、今では自宅で測る血圧が基準になっています。朝、起きてトイレに行き、朝食を食べるまでの落ち着いた時間に測るように推奨されます。

1度測ってその値は捨て、必ず2回目に測った値を記録します。いくら自宅でも、1回目は緊張して高めに出るものなのです。中には値が気に入らないといって何回も測る人がいますが、それはいけません。血圧計は上腕にカフを巻いて測るタイプがおすすめです。腕を挿入したり、手首で測るタイプは誤差が出やすいのです。

実践したい生活習慣

・体重測定
・血圧測定

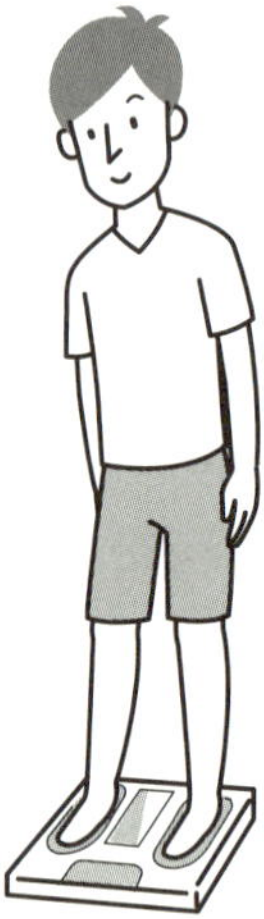

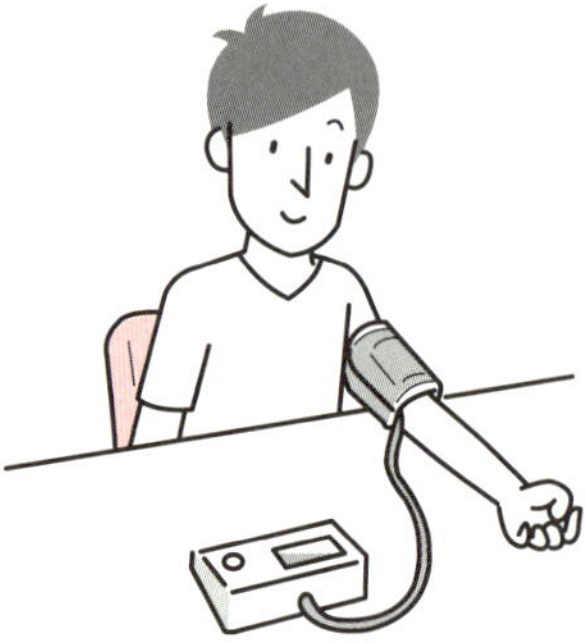

第6章

「コレステロール」と「中性脂肪」の知られざる正体

49

コレステロールは体をつくる必要不可欠な物質だった

Q コレステロールって体にとってどんな役割をするの?

コレステロールとは、ギリシャ語の「コレ（ｃｈｏｌｅ）＝胆汁」と「ステロール（ｓｔｅｒｏｌ）＝固体」の複合語です。１７８４年にフランスの科学者によって、胆のう結石から発見されました。胆石はコレステロールの塊だったのです。

コレステロールは脂質に属し、細胞膜を作る際の材料になります。人間の体には、なんと60兆個の細胞があります。コレステロールがなければ、膨大な数の細胞を維持できません。脳は神経細胞の集まりですから、人体に存在するコレステロールのおよそ3分の1は脳にあります。

次いで多いのが筋肉です。

また、生体機能を調整する副腎皮質ホルモン、男性ホルモン、女性ホルモンの材料としても重要です。さらに、食事からとる脂肪や脂溶性ビタミンの消化・吸収に欠かせない胆汁酸もコレステロールから作られます。**つまり、コレステロールは人間の体に必要な物質で、悪者扱いされるのはまったく不当といえます。生活習慣の悪化によって、体内に増え過ぎるのが問題なのです。**

コレステロール値が高い状態が続くと、動脈硬化を悪化させるリスクとなります。しかし、それは高血圧、高血糖、メタボの症状を併せ持っている人にとって危険因子となる場合が多く、単にコレステロール値だけがある程度高くても大きな問題にはなりません。

むしろ、コレステロールが少な過ぎると、免疫力が低下して病気にかかりやすくなってしまいます。コレステロール値が低い状態は栄養素の欠乏のために正常な代謝がおかされたときに生じる栄養障害や肝機能障害に伴って起こります。それらの病気になると抵抗力も低下します。高コレステロール血症で、薬でコレステロール値を下げている場合は区別して考える必要があります。

50

コレステロールは血液の中を移動している

Q コレステロールは体のどこにあるの？

私たちの体の中には、約100〜120gのコレステロールが存在しています。**存在する場所は、筋肉、肝臓、脳に各30%ずつで、残り10%が血液中とほかの臓器の中です。**この量は食事をしたり運動をしたりしても、過敏に上下することはありません。このあたりは、血糖値や血圧と違うところです。コレステロールを作り出す主な臓器は肝臓です。肝臓がコレステロールの調整をしています。

なお、脳に存在するコレステロールは、ほかの臓器とは切り離した独自のシステムでコントロールされています。血液中のコレステロールが低下しても、脳のコレステロールは低下しないようになっています。万が一、脳のコレステロールが減ってしまうと、神経障害、発育障害、認知症などの病気を発症してしまいます。

コレステロールは脂質ですので、水に溶けることはありません。したがって、**特殊なたんぱく質であるアポたんぱくと結合し、リポたんぱく粒子となって血液中を移動します。**LDL、HDLというのは、リポたんぱくの名前です。

健康診断の血液検査ではコレステロール値が気になりますが、計測しているのはリポたんぱくと結びついたLDLコレステロール、HDLコレステロールです。両方を合わせた値を総コレステロール値と呼び、単位は1dℓに含まれる重さで、mg／dℓと表します。

体内のコレステロールのうち、食品から吸収されるのは20〜30%だけで、残りは体内で合成されます。必要な量のコレステロールを作り出して利用する代謝、循環が健康的なコレステロール管理の基本となります。

51

動脈硬化は心筋梗塞や脳梗塞の原因となる

Q 動脈硬化になるとどうなる?

ＬＤＬコレステロールや中性脂肪の値が高過ぎたり、ＨＤＬコレステロール値が低過ぎたりすると、脂質異常症という病名が与えられます。しかし、脂質異常症だからといってお腹が痛くなったり、めまいがしたりするわけではありません。では、なぜ脂質異常症を防がなければいけないのでしょうか。

それを知るためには、動脈硬化について知る必要があります。

人間の動脈の血管壁は、外膜、中膜、内膜の3層構造で成り立っています。外膜は保護層、中膜は平滑筋細胞、内膜は薄い線維成分である内弾性板と内皮細胞で構成されています。

このうち、血管の健康にかかわるのは、内膜の内皮細胞です。血液と直接、接している内皮細胞は、血液の健康状態によって元気になったり傷ついたりします。**心筋梗塞や脳梗塞などの血管病の一番の原因である動脈硬化も、内皮細胞の状態が大きく関与するのです。**

よく血管年齢とか、血管の弾力性といいますね。若々しく健康的な血管は、内皮細胞がきれいで血液がスイスイと流れます。そして、中膜の平滑筋がしなやかに動いて、血液を先へ先へと送っています。心臓から送り出された血液は、心臓の力だけで全身を回るのではありません。**動脈の力強い収縮運動によって流れているのです。**

余談ですが、血液が心臓から送り出されて全身をひと回りして、また心臓に戻ってくるまでの時間は、わずか40秒～2分です。血管が健康でないと、達成できない数字です。

ところが、年をとってくると、この大切な血管が老化してきます。老化した血管は弾力性を失い、ゴワゴワに硬くなった古いゴムホースのような状態になります。そして、内側の壁には悪い菌や脂肪が入り込んで、コブのようなものができていきます。このような状態を動脈硬化と呼びます。

動脈硬化を起こした血管は、血液を先へ送る力が衰え、そのために血流が悪くなります。ドロドロになった血液は血栓を作りやすく、さまざまな障害や老化を引き起こします。「人間は血管とともに老いる」、といわれるゆえんです。**スムーズに流れなくなった血液はよどんで、ドロドロになっていきます。**

血管が老化して起きる合併症を血管病の主なものに、脳梗塞、脳出血、狭心症、心筋梗塞などがあります。なお、「梗塞」とは、血栓によって血管が詰まる病気、「出血」は血管が切れる病気です。血管の障害が進んでくると、頭痛やめまいなどの症状が現れてきます。足が痛み、運動すると胸や肩が痛くなることもあります。

また、糖尿病の3大合併症といわれる糖尿病腎症、糖尿病網膜症、糖尿病神経症、さらには血管性認知症も血管病の仲間です。

これらの病気は突然の発作によって命を落とす危険があるほか、運よく一命を取り留めても、重い後遺症や再発の危険を残します。

血管の構造

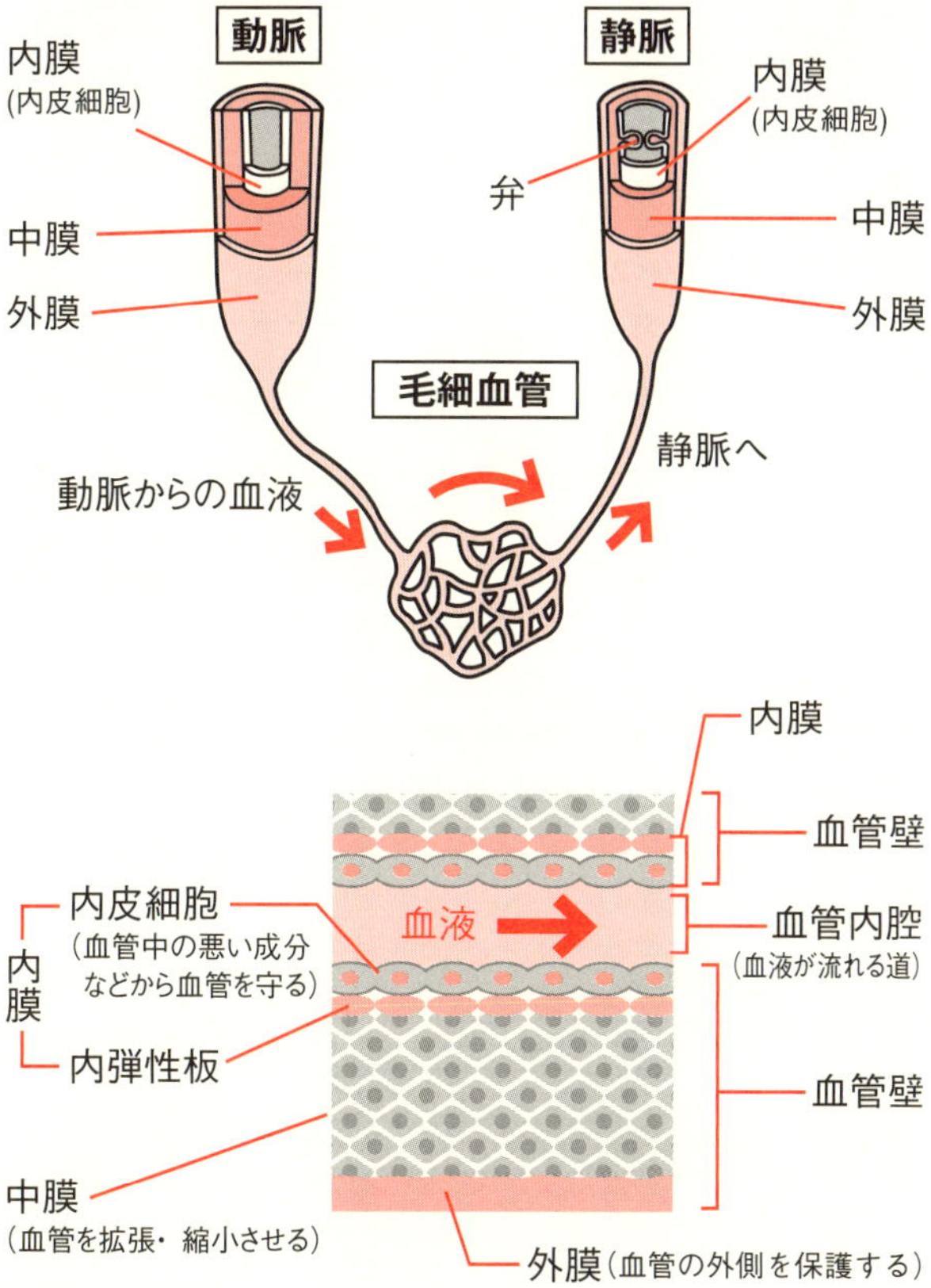
動脈
内膜
(内皮細胞)
中膜
外膜
静脈
内膜
(内皮細胞)
弁
中膜
外膜
毛細血管
動脈からの血液
静脈へ
内膜
血管壁
内皮細胞
(血管中の悪い成分
などから血管を守る)
血液
血管内腔
(血液が流れる道)
内膜
内弾性板
血管壁
中膜
(血管を拡張・縮小させる)
外膜(血管の外側を保護する)

52

悪玉コレステロールは動脈硬化の一因になる

Q 悪玉コレステロールってどんな悪さをするの？

ナイーブで傷つきやすい血管壁の内皮細胞ですが、大切に使えば１２０年はもつと考えられています。健康な血管が生活習慣病によって、どのように老化していくのか、そのメカニズムを見てみましょう。

血管壁は健康な状態でも、強い圧力を受けています。心臓の拍動は1分間に60~70回ですね。1時間で４０００回以上、1日で約10万回に及びます。それを50年、60年と繰り返しているのですから、くたびれてきて当然です。**そこに高血圧状態になったらどうなるでしょうか。１２０㎜Hgの圧力を受けるのと、１７０㎜Hgの圧力を受けるのとでは、血管壁の傷み方は明らかに違います。**

さらに高血糖状態になると、血液がネバネバして流れが悪くなり、血管壁の内皮を傷つけたり炎症を起こしやすくなったりします。

血管壁に傷がつくと、血液中を流れる脂がその傷から血管壁に入り込みます。血管壁に入った脂は活性酸素の影響で酸化され、さらに炎症を悪化させます。異物を察知した体は免疫機能を担う白血球を傷口に送ります。その白血球がマクロファージという物質に変わり、酸化された脂を食べて処理します。満腹状態のマクロファージは、泡沫細胞と呼ばれる泡状の細胞に変わり、血管の内膜にコブを作ります。

動脈硬化という名前から、コブは硬いと思いがちですが、動脈硬化のコブの中には柔らかなプラークとよばれるかたまりがたまっており、コブ自体も柔らかくなっているのです。柔らかいコブは不安定で、破れやすい状態にあります。もしも、コブが破れると、血小板が集まって血を固まらせようとします。**このプラークが破裂すると、血流に乗って流れ血栓となります。血栓が脳の細い血管を詰まらせると、脳梗塞を発症します。**

健康な状態では、傷ついた内皮細胞は、新しく作られた内皮細胞に置き換えられて修復されます。そのためにも、たばこをやめて、脂質異常、高血圧、高血糖をただちに改善し、健康な状態を保つ必要があります。以上が、動脈硬化が起こる仕組みです。

なお、この過程でコブの下側の血管内膜と平滑筋細胞のある中膜は病的に硬くなり、時には石灰化を引き起こします。これが動脈硬化と呼ばれる理由です。

動脈硬化が起こる過程で血管壁の傷から入り込んだ脂がありましたね。実は、これが悪玉のLDLコレステロールです。コブの中で酸化された状態が、酸化LDLコレステロールです。血液中を流れるLDLコレステロールが多いと、ちょっとした血管壁の傷から入り込みやすくなり、逆にLDLコレステロールが少ないと動脈硬化を起こすリスクは低くなるのです。

善玉のHDLコレステロールは、血管壁に入り込んだ悪玉コレステロールを回収して肝臓に戻す掃除屋です。HDLコレステロール値が高いということは、血管壁がきれいに保たれている証しなのです。

動脈硬化が起こる仕組み

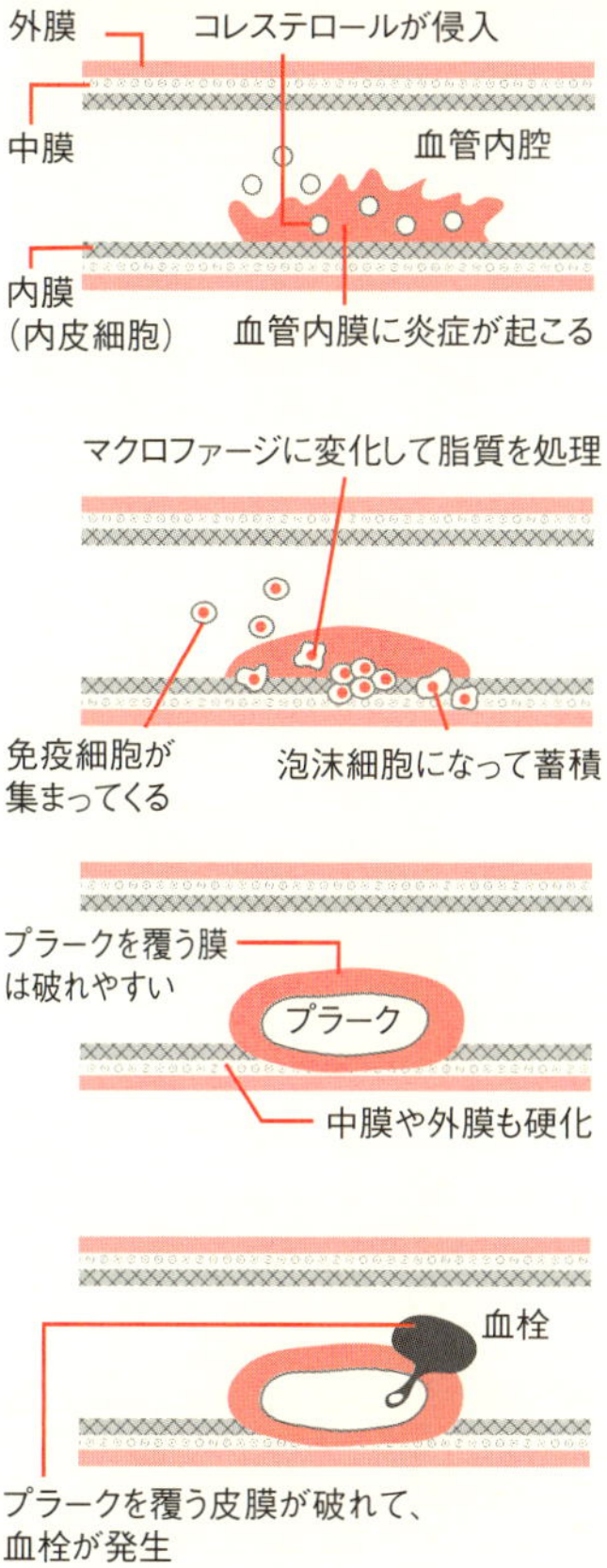

❶
ストレスや刺激により血管の内膜が傷つき、そこにコレステロールが侵入して酸化します。

❷
異物を察知した体は白血球を傷口に送りますが、その白血球がマクロファージから、泡沫細胞となり、血管の内膜にコブをつくります。

❸
コブが成長すると、中膜、外膜も硬化してコブの表面はもろく危険な状態に陥ります。

❹
コブが破れて血栓が生まれ、その血栓が脳や心臓に詰まると、脳梗塞や心筋梗塞を発症します。

53

HDLコレステロールが40㎎／dℓを切ったらこの対策を

Q コレステロール値の正常値は？

コレステロール値が高いと動脈硬化のリスクが高くなることはわかりました。では、低ければ低いほどいいのかといえば、それは違います。

低過ぎるコレステロール値は、栄養状態が悪く免疫力が下がっていることを表します。その結果、肺炎、結核などの感染症、胃腸障害、呼吸器系疾患、がんなどにかかりやすくなります。身近なところでは、風邪を引きやすくなります。低コレステロールの目安値は、LDLコレステロールが70㎎／dℓ以下、HDLコレステロール40㎎／dℓ以下、総コレステロール160㎎／dℓ以下です。これ以下になると、逆にコレステロール値を上げることを考えたほうがいいでしょう。

コレステロールが低くなり過ぎる原因として、肝機能の低下が考えられます。

また、肝臓からコレステロールを血液中に送り出すアポたんぱくが体質的に少ないケースもあるようです。

そのほか、甲状腺ホルモンが増え過ぎている、がんがどこかに発生しているなど、何らかの障害が疑われることもあります。


そもそも、日本のコレステロール基準値はどのように決められているのでしょうか。ＬＤＬコレステロールの日本の基準値は１４０㎎／dℓ以上です（基準値をオーバーしたり、下回ったからといって、すぐに薬物療法を始めることはありません）。アメリカでは薬物治療が求められるのは１９０㎎／dℓ以上です。

ただし、糖尿病があれば70㎎／dℓ以上で薬物療法がすすめられています。基準値と薬物治療開始レベルとは違うことを知っておく必要があります。

高血圧や糖尿病がなければ、少し高めのほうがいい場合もあります。医師と相談しながら自分の体質を考え、最適値を知ることが必要です。

54

糖分のとり過ぎでも中性脂肪は増加する

Q 中性脂肪の増え過ぎに気をつけるには?

中性脂肪とコレステロールを混同している人も多いようです。中性脂肪もコレステロールと同様、体の健康を維持するために必要な脂質のひとつで、食品から吸収されるものと、肝臓や小腸で合成されるものがあります。

しかし、コレステロールが肝臓や筋肉に貯蔵されるのに対して、中性脂肪は**内臓周辺の脂肪細胞に蓄えられます。皮膚の下に蓄えられたものを皮下脂肪、内臓の周りに蓄えられたものを内臓脂肪と呼びます。**

これらの脂肪は、本来は食料が得られない場合の飢餓状態に備えて貯蔵されるもので、いざというときに分解され、全身に運ばれてエネルギーとして利用されます。

長時間の有酸素運動では、この内臓脂肪がもっぱらエネルギー源として利用されます。

また、皮下脂肪は寒さから体を守る保温作用もあります。内臓脂肪は外部の衝撃から内臓を守る役割もはたします。常温では固体で、酸性でもアルカリ性でもないため「中性」脂肪と呼ばれます。

中性脂肪は、それ自体、血管壁に溜まることはありませんが、**血管壁を傷つけて動脈硬化の原因になることがあります**。また、**基準値を超えると、善玉のHDLコレステロールを減らす作用があります**。つまり、中性脂肪値はコレステロールの増減にも関与し、生活習慣病にかかわる悪玉にもなります。また、血糖値を下げるインスリンの働きを悪くすることもわかっています。

中性脂肪を測るときは血中のトリグリセライド値を調べます。基準値は、30～150㎎／dℓ未満と決められており、基準値を超えると、脂質異常症と診断されます。

体内で中性脂肪が合成されるときは、主に炭水化物がその材料となり、一部は脂質から作られます。したがって、お酒を飲み過ぎたり、糖分や乳脂肪の多いお菓子を食べ過ぎると、中性脂肪が過剰になるのです。特に甘味料の果糖は中性脂肪を増加させるので、果糖を多く含む食品は控えるようにしましょう。

肝臓での中性脂肪合成が過多になると、肝臓に脂肪が溜まる脂肪肝の原因となります。脂肪肝に気づかずに長くその状態を続けると、肝硬変になる恐れがあります。また、小腸で中性脂肪が過剰に作られると、食後の中性脂肪値が急激に上がり、急性すい炎を起こす場合があります。急性すい炎は、激痛を伴う重篤な病気です。

健康な状態では、中性脂肪値は食後に上昇して2時間後にピークを迎えます。そして、脂肪分解酵素であるリパーゼの働きで分解され、10時間後には元に戻ります。また、食後の高中性脂肪血症も動脈硬化の原因になります。高脂肪食とアルコールが食後の中性脂肪値を押し上げます。

中性脂肪は、もともと緊急用に蓄えられている脂肪ですから、エネルギー源として利用されれば、すぐに減っていきます。

55

メタボ判定の前提は肥満度

Q メタボは肥満って本当ですか？

メタボリックシンドロームという言葉は、もちろんご存じですね。しかし、その正確な定義を知っているでしょうか。

メタボの判定基準の前提として「肥満」があります。腹まわりを測り、男性の場合85㎝以上、女性の場合90㎝以上で腹部肥満（リンゴ型肥満）と判定されています。

そして、腹部肥満に加え「高血圧」「高血糖」「脂質異常」のうち、2項目以上に該当すると、メタボとなります。ただし、メタボにおける脂質異常は、中性脂肪が高い値を示すか、HDLコレステロールが低い場合です。LDLコレステロールの値が高い脂質異常はメタボには含まれません。

腹部肥満とは、すなわち内臓脂肪がついているということです。中性脂肪が多い人はメタボと診断されやすくなります。

なぜ男性と女性で肥満と判定される腹まわりの値が違うのでしょうか？　しかも、女性のほうが男性よりも太く設定されるのには、理由があります。

中性脂肪には、内臓脂肪と皮下脂肪があると解説しました。**実は、男性には内臓脂肪が、女性には皮下脂肪がつきやすいことがわかっています。**女性に皮下脂肪がつきやすいのは、女性ホルモンの働きが関係し、体温調整、外部からの衝撃緩和などで体を守る必要があるためと考えられます。

内臓脂肪による肥満はお腹全体がでっぷりとふくれる「リンゴ型」、皮下脂肪による肥満は下半身がふくれる「洋ナシ型」となります。すでに説明したように、生活習慣病のリスクを増やすのは内臓脂肪です。女性に多い洋ナシ型で内臓脂肪が多過ぎるのは、腹まわりが90㎝以上になったときなのです。皮下脂肪だけが多い場合は、それほど気にする必要はありません。

肥満の2つのタイプ

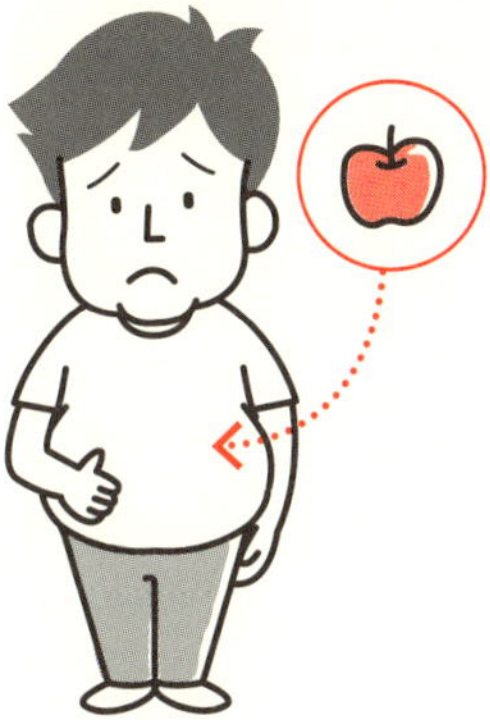

内臓脂肪型肥満の特徴

お腹のまわりに脂肪がつき、体型がリンゴのように丸くなることから「リンゴ型肥満」とも呼ばれる。腹部CT検査で内臓脂肪面積が100㎠以上だと、内臓脂肪型肥満と判定される。BMIが25以上で、男性なら腹囲が85cm以上、女性なら腹囲90cm以上だと、内臓脂肪型肥満を疑う必要がある。内臓脂肪型肥満の人は、脂質異常、高血糖、高血圧のリスクが高いことが知られている。

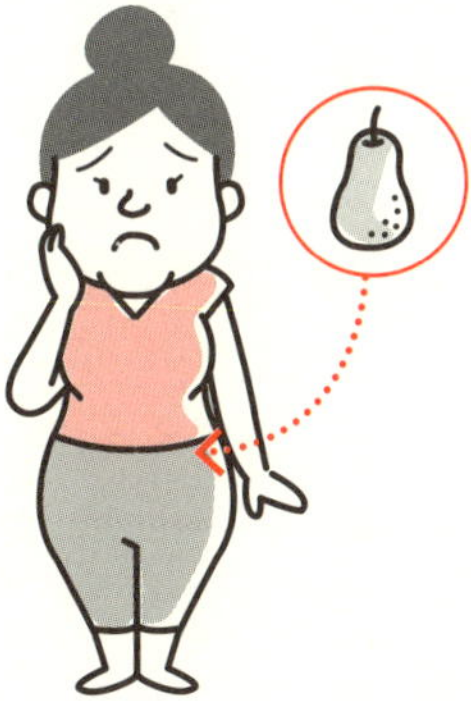

皮下脂肪型肥満の特徴

お尻や太もも、下腹部などに脂肪がつき、体型が洋ナシのように下ぶくれになることから「洋ナシ型肥満」とも呼ばれる。直接、健康へ悪影響を及ぼすことはないといわれており、むしろ体温調節に優れ、外部からの衝撃を緩和できるなど、体を守るうえでのプラスの面も指摘されている。

本書でもたびたび触れてきたように、危険因子の数が増えることで動脈硬化のリスクが高まります。多少、中性脂肪が多くても、血圧や血糖値が正常なら、慌てる必要はありません。たとえ肥満でも危険度はそれほど高くないといえます。

つまり、メタボは、複数のリスク因子が重なる危険を警告しているわけです。心当たりのある人は、メタボ検診を受けてみましょう。

メタボから脱却するためには、肥満を解消するのがもっとも手っ取り早い方法です。内臓の周りについた中性脂肪は、つきやすく落ちやすいという特徴があります。

第5章で紹介したちょっとした運動をすることで、意外と簡単に燃焼していくものです。さらに第2章の食事の秘訣を実行すれば、より効果が上がります。内臓脂肪を減らせば、当然、腹まわりが引き締まり、メタボから脱却できるというわけです。

メタボリックシンドロームの診断基準

①肥満（内臓脂肪蓄積）チェック
腹囲（へその高さ）
男性　85cm以上
女性　90cm以上

＋

②血清脂質チェック
中性脂肪が150mg /dℓ以上、または
HDLコレステロールが40mg /dℓ未満

③血圧チェック
最大血圧が130mmHg以上、または
最小血圧が85mmHg以上

④血糖値チェック
空腹時血糖値が110mg /dℓ以上。
ヘモグロビンA1cの場合は、5.6以上であれば要注意

①＋②～④の2項目 → メタボリックシンドローム

①＋②～④の1項目 → メタボ予備軍

メタボリックシンドロームは、さまざまな生活習慣病の直接的、間接的な原因になります。少々中性脂肪が多くても、若干血圧や血糖値が高くても、肥満さえ克服してしまえば、メタボの危険性はなくなることも事実です。

56

BMI値を計算して肥満解消の自己管理をしよう

Q 肥満度のチェック法は？

内臓脂肪型の肥満によるインスリン障害が生じると、血糖値が下がらないだけでなく、高血圧、脂質異常症の原因となるとともに、網膜症、腎症、神経障害などの合併症を起こしやすいというデータもあります。

そうならないためにも、内臓脂肪型の肥満の方は、何よりも肥満解消が先決です。

まずは、左ページを参考に、肥満度の目安となる「BMI」を計算しましょう。体脂肪率は全身の脂肪量の割合ですが、BMIは身長と体重から体脂肪のつき方を割り出した指標です。日本肥満学会の基準ではBMIが22を基準として、25以上が肥満と定義されています。

BMIの計算法

BMI ＝ 体重（kg）÷ 身長（m）÷ 身長（m）

BMI	評価	糖尿病の危険性
18.5	やせ	
22	標準	
18.5～25	ふつう	
25～30	肥満度1	
30～35	肥満度2	
35～40	肥満度3	
40以上	肥満度4	

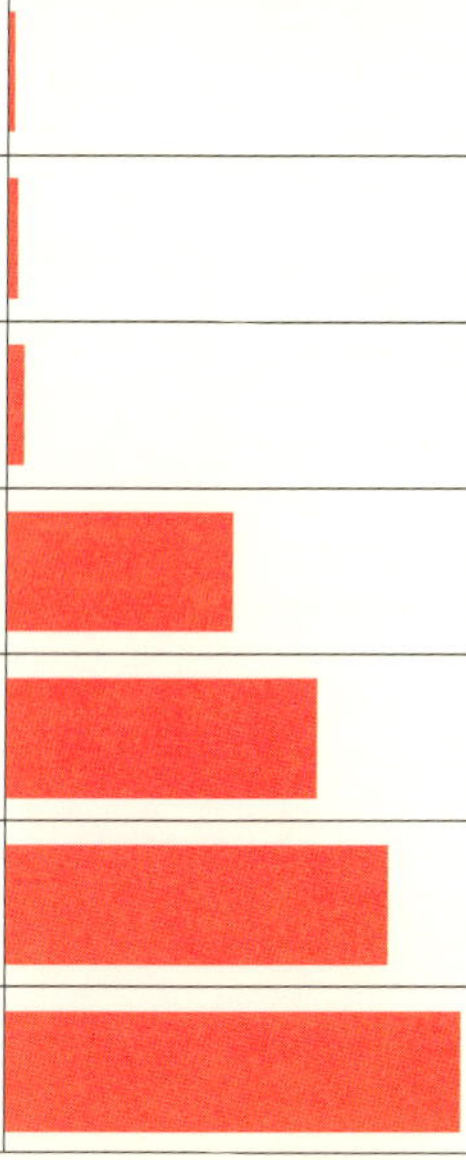

たとえば、身長170cm、体重75kgの人の場合、BMI計算法では26となり、肥満度1となります。

57

男性、女性、そして年齢によって、対応の注意点は異なる

Q 脂質異常症の対処法は？

年齢や性別によって、脂質異常症に対する注意点は変わってきます。基本の対応法を紹介しましょう。

男性の場合、中性脂肪やLDLコレステロールは、30〜60歳の働き盛りに増えやすい傾向があります。仕事によるストレス、不規則な食事や飲酒、そして運動習慣の欠落などが原因と考えられます。

この年齢の間は、動脈硬化性疾患の発症率が女性の2〜3倍も高いといわれています。血圧、血糖値、LDLコレステロール値、中性脂肪値が徐々に上がっているようでしたら、セルフケアを始めたほうがいいでしょう。基準値を超えてからでは、やや対処が遅いといえます。リタイア後の健康は、この年齢で

決まります。

女性は30代後半からLDLコレステロールが増え始め、閉経すると急に上昇します。若いときにコレステロール値や血圧が男性より低いのは、女性ホルモンのエストロゲンが関与しているからです。

それまでコレステロール値が低かったからと安心していると、慌てることになります。ある程度の年齢に達したら、体調の管理基準を見直すべきです。動脈硬化は急に進行していきます。

男女を問わず、75歳を過ぎたら、今度はむしろコレステロール値が低くなり過ぎないように、気をつけたほうがいいでしょう。

コレステロール値が低過ぎると体はやせ細り、免疫力が下がって感染症にかかりやすくなったり、肝機能に障害を起こすかもしれません。あるいは栄養が不足している可能性があります。また、うつなどメンタルな病気を発症する恐れがあります。

58

薬による治療を行うタイミングは、いつ？

Q そして使うなら、どんな薬がいいの？

一般的に脂質異常症が軽度から中度であれば、治療法は薬は使わずに、食生活や運動によって改善する非薬物療法となります。非薬物療法による治療を3～6カ月行ってみて、徐々に効果が表れれば、気長に治療を続けることになります。

しかし、半年たっても一向に効果がなければ、薬を使うか検討します。

ただし、脂質異常症が遺伝による家族性高コレステロール血症の場合は、早くから薬物治療が用いられる場合があります。非薬物治療では効果が期待できないことと、放っておくとどんどん動脈硬化が悪化する危険があるからです。

また、糖尿病や高血圧症を合併している人、あるいは狭心症を経験している人に対しても、早めに薬が処方される場合があります。
脂質異常症に用いられる代表的な薬には、以下のようなものがあります。

スタチン系薬剤
肝臓でのコレステロールの合成を抑える働きをします。LDLコレステロールを下げる効果があります。スタチンは、紅麹という食品にも含まれています。

フィブラート系薬剤
中性脂肪の合成を抑え、HDLコレステロールを増加させます。

プロブコール
LDLコレステロールの酸化と血管壁への沈着を抑えます。

レジン
胆汁酸とコレステロールを体外へ排出する作用があります。

ニコチン酸誘導体
肝臓で中性脂肪が合成されるのを抑制します。

本書は、ＳＢクリエイティブより刊行された『晩酌をやめずにコレステロールと中性脂肪を減らす方法』を、文庫収録にあたり大幅に加筆、改筆、改題したものです。

板倉弘重（いたくら・ひろしげ）

品川イーストワンメディカルクリニック院長、医学博士。

国立健康・栄養研究所名誉所員。東京大学医学部卒業。

東京大学医学部第三内科入局後、カリフォルニア大学サンフランシスコ心臓血管研究所に留学。

東京大学医学部第三内科講師を経て茨城キリスト教大学生活科学部食物健康科学科教授に就任。退職後、現職。主な研究分野は脂質代謝、動脈硬化。

日本健康・栄養システム学会理事長。

日本栄養・食糧学会名誉会員、日本動脈硬化学会名誉会員、日本ポリフェノール学会理事長。

テレビなどメディア出演、著書多数。

知的生きかた文庫

ズボラでもラククラク！ 飲《の》んでも食《た》べても
中性脂肪《ちゅうせいしぼう》コレステロールがみるみる下《さ》がる！

著者　板倉弘重《いたくらひろしげ》
発行者　押鐘太陽
発行所　株式会社三笠書房
〒一〇二-〇〇七二　東京都千代田区飯田橋三-三-一
電話〇三-五二二六-五七三四〈営業部〉
〇三-五二二六-五七三一〈編集部〉
http://www.mikasashobo.co.jp
印刷　誠宏印刷
製本　若林製本工場

ISBN978-4-8379-8545-7 C0130

知的生きかた文庫

行ってはいけない外食
南　清貴

ファミリーディナー、サラリーマンランチに潜む意外な危険がわかる本！　今からでも間に合う「安全」「安心」な選び方、教えます。

危ない食品たべてませんか
増尾　清

この一冊でもう安心！　食品問題研究の第一人者が身近な食品の選び方、〝毒消し〟調理法など、安心・安全で健康な食べ方をわかりやすく教えます！

食べても食べても太らない法
菊池真由子

ハラミよりロース、キュウリよりキャベツ、ケーキよりシュークリーム……ちょっとした選び方の工夫で、もう太らない！　管理栄養士が教える簡単ダイエット。

40歳からは食べ方を変えなさい！
済陽高穂

ガン治療の名医が、長年の食療法研究をもとに「40歳から若くなる食習慣」を紹介。りんご＋蜂蜜、焼き魚＋レモン……「やせる食べ方」「若返る食べ方」満載！

体がよみがえる「長寿食」
藤田紘一郎

〝腸健康法〟の第一人者、書き下ろし！　年代によって体質は変わります。自分に合った食べ方をしながら「長寿遺伝子」を目覚めさせる食品を賢く摂る方法。

C50340